Mein erster Dienst - Urologie

Carolin Siech · Henrike Beverungen · Julian P. Struck
Hrsg.

Mein erster Dienst - Urologie

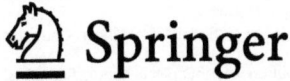

Hrsg.
Carolin Siech
Klinik für Urologie
Universitätsmedizin Frankfurt
Frankfurt am Main, Deutschland

Henrike Beverungen
Urologie
St. Elisabeth-Krankenhaus Leipzig
Leipzig, Deutschland

Julian P. Struck
Klinik für Urologie
Universitätsklinikum
Brandenburg a. d. Havel
Brandenburg an der Havel, Deutschland

ISBN 978-3-662-70303-8   ISBN 978-3-662-70304-5   (eBook)
https://doi.org/10.1007/978-3-662-70304-5

Die Deutsche Nationalbibliothek verzeichnet diese Publikation in der Deutschen Nationalbibliografie; detaillierte bibliografische Daten sind im Internet über https://portal.dnb.de abrufbar.

© Der/die Herausgeber bzw. der/die Autor(en), exklusiv lizenziert an Springer-Verlag GmbH, DE, ein Teil von Springer Nature 2025

Das Werk einschließlich aller seiner Teile ist urheberrechtlich geschützt. Jede Verwertung, die nicht ausdrücklich vom Urheberrechtsgesetz zugelassen ist, bedarf der vorherigen Zustimmung des Verlags. Das gilt insbesondere für Vervielfältigungen, Bearbeitungen, Übersetzungen, Mikroverfilmungen und die Einspeicherung und Verarbeitung in elektronischen Systemen.

Die Wiedergabe von allgemein beschreibenden Bezeichnungen, Marken, Unternehmensnamen etc. in diesem Werk bedeutet nicht, dass diese frei durch jede Person benutzt werden dürfen. Die Berechtigung zur Benutzung unterliegt, auch ohne gesonderten Hinweis hierzu, den Regeln des Markenrechts. Die Rechte des/der jeweiligen Zeicheninhaber*in sind zu beachten.

Der Verlag, die Autor*innen und die Herausgeber*innen gehen davon aus, dass die Angaben und Informationen in diesem Werk zum Zeitpunkt der Veröffentlichung vollständig und korrekt sind. Weder der Verlag noch die Autor*innen oder die Herausgeber*innen übernehmen, ausdrücklich oder implizit, Gewähr für den Inhalt des Werkes, etwaige Fehler oder Äußerungen. Der Verlag bleibt im Hinblick auf geografische Zuordnungen und Gebietsbezeichnungen in veröffentlichten Karten und Institutionsadressen neutral.

Planung/Lektorat: Daniel Quinones

Springer ist ein Imprint der eingetragenen Gesellschaft Springer-Verlag GmbH, DE und ist ein Teil von Springer Nature.

Die Anschrift der Gesellschaft ist: Heidelberger Platz 3, 14197 Berlin, Germany

Wenn Sie dieses Produkt entsorgen, geben Sie das Papier bitte zum Recycling.

Inhaltsverzeichnis

I Grundlagen der Diagnostik

1 **Urologische Anamnese** 3
  Quynh Chi Le, Malin Annika Lutz, Luis A. Kluth und Marina Kosiba

2 **Körperliche Untersuchung in der Urologie** 13
  Quynh Chi Le, Malin Annika Lutz, Luis A. Kluth und Marina Kosiba

3 **Weiterführende Diagnostik** 21
  Quynh Chi Le, Malin Annika Lutz, Luis A. Kluth und Marina Kosiba

4 **Uroradiologische Bildgebung und interventionelle Diagnostik** 37
  Quynh Chi Le, Malin Annika Lutz, Luis A. Kluth und Marina Kosiba

II Symptome und Behandlung

5 **Akuter Abdominalschmerz** 47
  Katharina Arndt und Julian P. Struck

6 **Dysurie** 71
  Anna L. Heinrichs und Julian P. Struck

7 **Flankenschmerzen** 91
  Henrike Beverungen, Carolin Siech und Julian P. Struck

8 Makrohämaturie 109
Nadim Moharam und Maurice Stephan Michel

9 Harnverhalt 133
Frank Benzing und Julian P. Struck

10 Anurie 147
Cristina Cano Garcia, Armir Mešić und Luis A. Kluth

11 Hodenschmerzen 161
Henrike Beverungen und Stefan Propping

12 Beckenschmerzen 175
Mariam Löwe, Niklas Wagner und Claudia Loos

13 Penile Symptome 191
Henrike Beverungen, Fabian Erdenberger
und Stefan Propping

14 Urosepsis 203
Henrike Beverungen, Fabian Erdenberger
und Stefan Propping

15 Kinderurologische Symptomkomplexe 215
Barbara Nübel, Paul König und Marios Marcou

16 Management von Nebenwirkungen der Chemo- und/oder Immuntherapie 231
Clara Humke, Jan Kasperek und Séverine Banek

III Nützliches für den Nacht- und Wochenenddienst

17 Vorbereitet auf konkrete Ereignisse im Dienst ... 257
Malin Annika Lutz, Quynh Chi Le, Carolin Siech,
Luis A. Kluth und Marina Kosiba

18 Wichtige fachübergreifende Klassifikationen 271
Malin Annika Lutz, Quynh Chi Le, Carolin Siech,
Luis A. Kluth und Marina Kosiba

19 Die urologische Patient: innenvorstellung 281
Malin Annika Lutz, Quynh Chi Le, Carolin Siech,
Luis A. Kluth und Marina Kosiba

20 Webseiten und Apps 285
Malin Annika Lutz, Quynh Chi Le, Carolin Siech,
Luis A. Kluth und Marina Kosiba

21 Praktische Fertigkeiten für den Dienst und organisatorische Tipps 289
Malin Annika Lutz, Quynh Chi Le, Carolin Siech,
Luis A. Kluth und Marina Kosiba

Abkürzungsverzeichnis

µg	Mikrogramm	CPPS	chronic pelvic pain syndrome
5-HT3	5-Hydroxytryptamin (Serotonin)-3-Rezeptorantagonist	CRP	C-reaktives Protein
		CT	Computertomografie
a.p.	anterior posterior		
aBGA	arterielle Blutgasanalyse	CTCAE	Common Terminology Criteria for Adverse Events
AF	Atemfrequenz		
AFP	Alpha-Fetoprotein	CTLA4	cytotoxic T-lymphocyte associated protein 4
ASCO	American Society of Clinical Oncology		
		d	Tag
BDK	Blasendauerkatheter	d. h.	das heißt
		Diff-BB	Differenzialblutbild
BGA	Blutgasanalyse		
bHCG	Beta humanes Choriongonadotropin	DD	Differentialdiagnose
		DJ	Doppel-J, Harnleiterschiene mit doppeltem Ringelschwanz (Pigtail)
BPH	benigne Prostatahyperplasie		
BPS	Benignes Prostatasyndrom		
		DK	Dauerkatheter
bzw.	beziehungsweise	dl	Deziliter

DMSA	Dimercaptobernsteinsäure	**GCS**	Glasgow Coma Scale (Glasgow-Koma-Skala)
DRU	digitale rektale Untersuchung	**geleg.**	gelegentlich
EAU	European Association of Urology	**GeSRU**	German Society of Residents in Urology e.V
eFAST	Extended Focused Assessment with Sonography in Trauma	**ggf.**	gegebenenfalls
		GV	Geschlechtsverkehr
eGFR	geschätzte glomeruläre Filtrationsrate	**h**	Stunde
		Hb	Hämoblobin
EKG	Elektrokardiogramm	**HCG**	humanes Choriongonadotropin
etc	et cetera	**HCO$_3$**	Bikarbonat
EUG	Extrauteringravidität	**HIV**	humanes Immundefizienz-Virus
		HPV	humanes Papilloma-Virus
FAST-Sonografie	Focused Assessment with Sonography for Trauma	**HWI**	Harnwegsinfektion
		i.m.	intramuskulär
		i.v.	intravenös
g	Gramm	**ICI**	Immuncheckpoint-Inhibitor

Abkürzungsverzeichnis

inkl.	inklusive		
INR	International Normalized Ratio		
insb.	insbesondere		
kg	Kilogramm		
KG	Körpergewicht		
KM	Kontrastmittel		
l	Liter		
LAE	Lungenarterienembolie		
LDH	Laktatdehydrogenase		
LUTS	lower urinary tract symptoms		
MAG3	Mercaptoacetyltriglycerin 3		
MASCC	Multinational Association for Supportive Care in Cancer		
mg	Milligramm		
mind.	Mindestens		
ml	Milliliter		
mpMRT	multiparametrische Magnetresonanztomografie der Prostata		
MRT	Magnetresonanztomografie		
NK1	Neurokinin-1-Rezeptorantagonist		
NOAK	Neue orale Antikoagulanzien		
NSAID	nichtsteroidales Antirheumatikum		
NW	Nebenwirkung		
O_2	Sauerstoff		
o.g.	oben genannten		
OP	Operation		
p.o.	per os		
PCN	perkutane Nephrostomie		
pCO_2	Kohlendioxidpartialdruck		
PCT	Procalcitonin		
PD-1	Programmed Cell Death Protein 1		

PDE-5-Inhibitoren	Phospodiesterase-5-Hemmer	**SIRS**	systemisches inflammatorisches Response-Syndrom
PD-L1	Programmed Cell Death 1 Ligand 1	**SKAT**	Schwellkörperautoinjektionstherapie
PLAP	plazentare alkalische Phosphatase	**SOFA**	Sequential Organ Failure Assessment (engl. für "sequentielle Organfehlfunktion-Erhebung")
PNL	perkutane Litholapaxie		
PSA	prostataspezifisches Antigen	**SpO₂**	periphere Sauerstoffsättigung
Pys	pack years (1 Schachtel pro Tag über 1 Jahr = 1 Py)	**STD**	sexually transferred/transmitted diseases (sexuell übertragbare Erkrankung)
RH	Restharn		
RR	Blutdruck		
		tDK	transurethraler Dauerkatheter
s.c.	subkutan		
SFK	suprapubischer Fistelkatheter/Blasenkatheter	**TPHA**	Treponema-pallidum-Hämagglutinationstest

TRUS	transrektaler Ultraschall	**UK**	Ureterkatheter
TSH	Thyreoidea-stimulierendes Hormon	**URS**	Ureterorenoskopie
		v.a.	vorallem
TTE	Transthorakale Echokardiographie	**V.a.**	Verdacht auf
		VUR	vesikoureterorenaler Reflux
TUR-B	transurethrale Resektion von Blasentumoren	**z.B.**	zum Beispiel
		ZNS	zentrales Nervensystem
TVT	Tiefe Beinvenenthrombose	**ZVK**	Zentralvenenkatheter
u. a.	unter anderem		

Grundlagen der Diagnostik

Inhaltsverzeichnis

Kapitel 1 Urologische Anamnese – 3
Quynh Chi Le, Malin Annika Lutz, Luis A. Kluth und Marina Kosiba

Kapitel 2 Körperliche Untersuchung in der Urologie – 13
Quynh Chi Le, Malin Annika Lutz, Luis A. Kluth und Marina Kosiba

Kapitel 3 Weiterführende Diagnostik – 21
Quynh Chi Le, Malin Annika Lutz, Luis A. Kluth und Marina Kosiba

Kapitel 4 **Uroradiologische Bildgebung und interventionelle Diagnostik – 37**
Quynh Chi Le, Malin Annika Lutz, Luis A. Kluth und Marina Kosiba

Urologische Anamnese

Quynh Chi Le, Malin Annika Lutz, Luis A. Kluth und Marina Kosiba

Inhaltsverzeichnis

1.1 Allgemeine Anamnese – 4

1.2 Schmerzanamnese – 6

1.3 Miktionsanamnese – 9

1.4 Sexualanamnese – 10

1.5 Weitere wichtige Fragen – 10

© Der/die Autor(en), exklusiv lizenziert an Springer-Verlag GmbH, DE, ein Teil von Springer Nature 2025
C. Siech et al. (Hrsg.), *Mein erster Dienst - Urologie*,
https://doi.org/10.1007/978-3-662-70304-5_1

Die Anamnese dient der Erfassung behandlungsrelevanter Informationen von Patient:innen. Sie ermöglicht das Ableiten eines Leitsymptoms bzw. einer Arbeitsdiagnose mit möglichen Differenzialdiagnosen durch zielgerichtete und problemorientierte Fragen. Anhand der in der Anamnese gewonnenen Informationen, kann über die Notwendigkeit weiterer Diagnostik oder möglicher Therapieoptionen entschieden werden.

1.1 Allgemeine Anamnese

Die wichtigsten inhaltlichen Punkte einer **allgemeinen** Anamnese können anhand des **SAMPLER-Schemas** erfasst werden. Das Schema findet insbesondere in der Notfallmedizin Anwendung und eignet sich daher zur ersten, orientierenden Einschätzung der Patient:innen. Darüber hinaus sollte die Anamnese um fachspezifische, urologische Fragestellungen ergänzt werden (z. B. die Miktion und Sexualität betreffend).

> **SAMPLER-Schema**
> S: Symptom
> A: Allergies
> M: Medication
> P: Past Medical History
> L: Last Oral Intake
> E: Events Prior
> R: Risk factors

Urologische Anamnese

Symptoms (Symptome)	Akute Beschwerden, Leitsymptom
Allergies (Allergien)	Allergien gegenüber Arzneimitteln, wie Antibiotika, Schmerzmittel, Kontrastmittel oder Materialien wie z. B. Latex
Medication (Medikamente)	Regelmäßige eingenommene Medikamente. **CAVE**: z. B. gerinnungshemmende Medikation
Past Medical History (medizinische Vorgeschichte)	Vorerkrankungen Voroperationen Urologische Vorbefunde
Last Oral Intake (letzte orale Einnahme)	Einnahme der letzten Mahlzeit Einnahme von Medikamenten
Events Prior (vorangegangene Ereignisse)	Ereignisse, die dem Auftreten der Beschwerden vorangingen (z. B. Unfall, Sport, Sexualkontakt, Verletzungen)
Risk factors (Risikofaktoren)	Mögliche (urologische) Risikofaktoren: - Noxen wie Alkohol, Nikotin, Drogen - Berufliche Exposition (z. B. Amine, Benzole) - Onkologische Familienanamnese - Steinanamnese (auch in der Familie)

> Bei der Einnahme gerinnungshemmender Medikation ist der Zeitpunkt der letzten Einnahme wichtig und kann darüber entscheiden, ob und wann eine notwendige Intervention durchgeführt werden kann! Neue orale Antikoagulanzien (NOAK) wie z. B. Rivaroxaban, Edoxaban, Apixaban sollten 48 h vor einem Eingriff pausiert werden. Bei Thrombozytenaggregationshemmern (ADP-Rezeptorantagonisten: Clopidogrel, Ticagrelor, Prasugrel) ist eine Pausierung von 5–7 Tagen erforderlich. Insbesondere bei NOAK sollte bei bekannter Niereninsuffizienz auf eine verlängerte Eliminationszeit geachtet werden.

1.2 Schmerzanamnese

Handelt es sich bei dem Leitsymptom der Patient:innen um Schmerzen, kann anhand des **OPQRST-Schemas** eine genauere Schmerzanamnese erhoben werden.

> **OPQRST-Schema**
> O: Onset
> P: Provocation
> Q: Quality
> R: Radiation
> S: Severity
> T: Time

Urologische Anamnese

Onset (Beginn)	Dauer der Schmerzen Auftreten plötzlich oder schleichend Akute oder chronische Schmerzen
Provocation (auslösende Faktoren)	Auslösende Faktoren Was lindert/aggraviert die Schmerzen (z. B. Bewegung, Ruhe, Wärme)?
Quality (Art der Beschwerden)	Qualität des Schmerzes Wie fühlen sich die Schmerzen an (z. B. dumpf, stechend, elektrisierend, drückend, kolikoform)?
Radiation (Ausstrahlung)	Lokalisation der Schmerzen Schmerzausstrahlung
Severity (Schweregrad)	Wahrnehmung und Einstufung der Schmerzen auf einer Skala, z. B. visuelle Analogskala = VAS 1–10
Time (Zeit)	Veränderung der Schmerzen über die Zeit

Um Schmerzen in Bezug auf urologische Fragestellungen oder Beschwerden besser einordnen zu können, ist eine genaue Schmerzanamnese unter Einbezug der körperlichen Untersuchung wichtig. Zur Erhebung möglicher Differenzialdiagnosen ist es hilfreich, in „urologischen Schubladen" zu denken und die Arbeitsdiagnosen systematisch zu sortieren. Im Folgenden ist eine beispielhafte Übersicht für Flankenschmerzen angeführt:

Schmerz-lokalisation	Infektiöse Ursachen	Traumatische Ursachen	Vaskuläre Ursachen	Obstruktive Ursachen	Weitere Ursachen
Flanken-schmerzen	Pyelo-nephritis Nieren-abszess	Nieren-lazeration Retro-peritoneales Hämatom	Niereninfarkt Nieren-arterien-embolie Nieren-venen-thrombose	Urolithiasis Fornixruptur	Chronische Rücken-schmerzen, Lumboischialgie Cholezystitis, Gastritis

1.3 Miktionsanamnese

Anhand der Miktionsanamnese soll das Miktionsverhalten der Patient:innen erfasst werden, um Auffälligkeiten zu erkennen und mögliche Differenzialdiagnosen abzuleiten. Beispielsweise berichten Patient:innen mit einem akuten Harnwegsinfekt typischerweise von einer Pollakisurie und Algurie. Zu der vollständigen Erfassung der Miktionsanamnese sollten folgende Informationen erhoben werden:

- Miktionsfrequenz, Nykturie/Diurie
- Miktionsvolumina und -dauer
- Trinkmenge pro Tag
- Qualität des Urins (Farbe, Geruch, Konsistenz)
- Vorherige oder aktuelle Makrohämaturie? Wenn ja, schmerzhaft oder schmerzlos?
- Schmerzen/Störungen bei Miktion (Dysurie, Algurie, Pressmiktion, Restharn)
- Sonstige Auffälligkeiten bei Miktion (Pneumaturie, Abgang von Gries, urethraler Ausfluss)

Tipp

Die Miktionsanamnese kann durch ein Trink-Miktions-Protokoll vervollständigt werden. Hierfür dokumentieren Patient:innen an 2–3 repräsentativen Tagen ihr Trink- und Miktionsverhalten. Insgesamt ist das Trink-Miktions-Protokoll ein Tool der erweiterten Abklärung und nicht für das Notfall-Setting geeignet.

1.4 Sexualanamnese

Die Sexualanamnese beinhaltet unterschiedliche Fragen, welche Aufschluss über die sexuelle Aktivität, das Sexualverhalten sowie die sexuelle Funktion der Patient:innen geben:
- Sexualität/Sexualverhalten
  - Feste Partnerschaft oder wechselnde Sexualpartner:innen
  - Geschützte oder ungeschützte Sexualkontakte
  - Zeitpunkt des letzten Sexualkontakts
  - Bestehende bzw. vorherige sexuell übertragbare Erkrankungen (z. B. Infektion mit Chlamydien, Gonokokken, Mykoplasmen, Trichomonaden, Lues, HPV)
  - Urethraler Ausfluss und/oder Juckreiz
- Sexuelle Funktion
  - Libido
  - Beeinträchtigungen der Erektion und/oder Ejakulation
  - Schmerzen beim Geschlechtsverkehr
  - Schmerzen bei Ejakulation

1.5 Weitere wichtige Fragen

Nach der ersten Evaluation des Beschwerdebilds, kann es sinnvoll sein, die erhobenen Informationen in einen patientenorientierten Kontext zu bringen. Hierfür können vorherige, ambulante urologische Vorstellungen, vorange-

gangene Untersuchungen oder Therapien sowie Ergebnisse und Diagnosen vorheriger Behandlungen einbezogen werden:
- Besteht eine ambulante urologische Anbindung?
- Gibt es urologische Vorbefunde?
- Wurden bislang regelmäßige Früherkennungsuntersuchungen durchgeführt?
- Sind z. B. vorherige PSA-Werte bekannt?

Klinisch stabil oder überwachungspflichtig?
Vitalparameter sollten zügig nach Ankunft der Patient:innen erhoben werden, um beurteilen zu können, ob diese überwachungspflichtig sind. Hierzu gehören:
- Kreislauf: Blutdruck, Puls, Temperatur, ggf. Elektrokardiogramm (EKG)
- Atmung: periphere O_2-Sättigung, Atemfrequenz
- Bewusstsein: Glasgow-Koma-Skala (GCS), Orientierung (Ort, Zeit, Person, Situativ)

Sind Patient:innen kreislaufinstabil und/oder bewusstseinsgetrübt, sollte schnellstmöglich ein Basismonitoring erfolgen (EKG, Pulsoxymetrie, Blutdruckmessung, Temperaturmessung).

Die körperliche Untersuchung und erweiterte Diagnostik sollten anschließend umgehend durchgeführt werden. Bei instabilen Patient:innen sollte zudem frühzeitig ein Überwachungsbett z. B. auf der Intensivstation oder Intermediate Care (IMC)-Station angemeldet werden.

Körperliche Untersuchung in der Urologie

Quynh Chi Le, Malin Annika Lutz, Luis A. Kluth und Marina Kosiba

Inhaltsverzeichnis

2.1 Niere – 14

2.2 Abdomen und Harnblase – 15

2.3 Äußeres Genital und Leiste – 16

2.4 Digital rektale Untersuchung (DRU) – 18

© Der/die Autor(en), exklusiv lizenziert an Springer-Verlag GmbH, DE, ein Teil von Springer Nature 2025
C. Siech et al. (Hrsg.), *Mein erster Dienst - Urologie*,
https://doi.org/10.1007/978-3-662-70304-5_2

Die körperliche Untersuchung sollte symptomorientiert und auch in Notfallsituationen sorgfältig durchgeführt werden. Wichtig ist es, sich optimale Untersuchungsbedingungen zu schaffen. Handelt es sich bei Patient:innen um Kleinkinder, können die Eltern bei der Untersuchung unterstützen und ihr Kind entkleiden.

> **Tipp**
>
> Bei der Untersuchung der Organsysteme sollte nach einem individuellen Schema, zum Beispiel „von oben (z. B. Nieren) nach unten (z. B. äußeres Genital)" vorgegangen werden. Die als unangenehm empfundenen Untersuchungen (wie z. B. die DRU) sollten zum Ende der Untersuchung durchgeführt werden.

2.1 Niere

	Achte auf
Inspektion	– Verletzungen wie Hämatome, Schürfwunden – Hautveränderungen (z. B. Effloreszenzen, Dermatosen, Narben) – Fremdkörper (z. B. Nephrostomiekatheter)
Palpation	– Druck- oder Klopfschmerzen im Bereich der Flanken – Raumforderungen im Bereich der Flanken

2.2 Abdomen und Harnblase

	Achte auf
Inspektion	– Anzeichen für Verletzungen wie Hämatome, Schürfwunden – Hautveränderungen (z. B. Effloreszenzen, Dermatosen, Narben) – Fremdkörper (z. B. suprapubischer Katheter)
Auskultation	– Darmgeräusche (regelrecht, spärlich, hochgestellt) – Abdominelles Strömungsgeräusch (Nierenarterienstenose, Aortenaneurysma)
Perkussion	– Meteorismus
Palpation	– Lokalisierte/generalisierte Abwehrspannung – Peritonismus/Loslassschmerz – Resistenzen, Raumforderungen, Hernien – Befundänderung beim Husten/Aufstehen – Blasenhochstand im Unterbauch – Suprapubische Druckschmerzen

2.3 Äußeres Genital und Leiste

	Achte auf
Inspektion	**Leisten/Haut** – Anzeichen für Verletzungen wie Hämatome, Schürfwunden, Entzündungen → DD Fournier-Gangrän? – Hautveränderungen (z. B. Effloreszenzen, Dermatosen, Narben) – Fremdkörper (z. B. Katheter, Piercing) – Raumforderung
	♂ Vorhaut/Glans/Penis – Z. n. Zirkumzision? – Pathologie der Vorhaut – Verletzungen oder Entzündung des Genitals – Rötung, Schwellung, Raumforderungen oder urethraler Ausfluss – Meatusweite und -lokalisation – Anzeichen anderweitiger Pathologie (z. B. Rötungen, Ulzerationen, Kondylome)
	♂ Skrotum/Hoden – Narben oder Effloreszenzen – Skrotale Lage der Hoden – Rötung, Schwellung, Raumforderung
	♀ Vulva – Rötung, Schwellung, Raumforderungen
	♀ Introitus vaginae – Rötung, Schwellung, Ausfluss, Descensus genitalis

Palpation	**Leisten** – Resistenzen, Druckdolenzen, Lymphadenopathie – Leistenbruch, Inkarzeration
	♂ **Vorhaut/Glans Penis/Skrotum/Hoden** – Retraktion der Vorhaut – Verhärtungen, Raumforderungen, Druckdolenzen
	♀ **Vulva/Vagina** – Verhärtung oder Raumforderungen – Schmerzen bei Palpation – Descensus genitalis bei Valsalva-Manöver?

> Bei phlegmonösen Entzündungen, die teils mit bläulich-roter Verfärbung oder schon schwärzlich-nekrotischen Anteilen einhergehen, sollte unbedingt an eine nekrotisierende Fasziitis (Sonderform am Perineum, Genital bzw. der Leiste: Fournier-Gangrän) gedacht werden. Diese fulminant verlaufende Infektion verläuft unbehandelt letal. Die sofortige Einleitung einer kalkulierten Antibiose in Kombination mit einem schnellstmöglichen radikalen chirurgischen Debridement ist entscheidend für die Prognose.

2.4 Digital rektale Untersuchung (DRU)

	Achte auf
Inspektion	– Analfissuren, Hämorrhoiden, Analvenenthrombosen – Verletzungen – Dermatosen oder Kondylome

Palpation	– Sphinktertonus (Patient:innen kneifen lassen)
	– Abtasten der Rektumschleimhaut
	  – Verhärtung, Fluktuationen
	  – Schmerzen
	  – Verschieblichkeit
	♂ **Prostatauntersuchung:**
	– Konsistenz/Oberfläche der Prostata: Verhärtungen, Unregelmäßigkeiten der Prostata oder Fluktuationen tastbar (z. B. Abszesse oder Zysten)?
	– Druckdolenz beim Abtasten der Prostata
	– Stark vergrößerte Prostata ggf. das Rektumlumen einengend?
	– Verschieblichkeit der Rektumschleimhaut gegenüber der Prostata

Handschuh beurteilen	Rückstände von Blut, Teerstuhl oder Schleimauflagerungen am Fingerling?

> Sind bei der Inspektion Pflaster vorzufinden (z. B. über Nephrostomiekathetern oder suprapubischen Kathetern), sollte die Haut darunter und der Fremdkörper bzw. die Einstichstelle beurteilt werden.

> Paarige Organe sind immer im Seitenvergleich zu untersuchen. Die Untersuchung sollte dabei mit der klinisch unauffälligen Seite als Referenz begonnen werden. Dies gilt in der Urologie für die Nieren, Harnleiter, Hoden- und Nebenhoden.

Weiterführende Diagnostik

Quynh Chi Le, Malin Annika Lutz, Luis A. Kluth und Marina Kosiba

Inhaltsverzeichnis

3.1   Sonografie – 23
3.1.1   Niere – 25
3.1.2   Harnleiter – 26
3.1.3   Harnblase – 26
3.1.4   Prostata – 28
3.1.5   Hoden und Nebenhoden – 29

3.2   Laborchemische Untersuchung – 30

© Der/die Autor(en), exklusiv lizenziert an Springer-Verlag GmbH, DE, ein Teil von Springer Nature 2025
C. Siech et al. (Hrsg.), *Mein erster Dienst - Urologie*,
https://doi.org/10.1007/978-3-662-70304-5_3

3.3 **Untersuchungen des Urins – 32**
3.3.1 Urinzytologie – 32
3.3.2 Urinsediment – 32
3.3.3 Urinstatus – 33

3.4 **Mikrobiologische Diagnostik – 34**
3.4.1 Urinkultur – 34
3.4.2 Blutkultur – 35
3.4.3 Harnröhrenabstrich – 36
3.4.4 Ejakulatkultur – 36
3.4.5 Wundabstriche – 36

Weiterführende Diagnostik

Im Anschluss an die Anamnese und körperliche Untersuchung sollte je nach Leitsymptom und der bisherigen Arbeitsdiagnose eine Sonografie durchgeführt werden. Zur Vervollständigung der Basisdiagnostik gehört zudem in bestimmten Fragestellungen die organspezifische laborchemische Untersuchung mit ggf. mikrobiologischer Diagnostik von Blut, Urin, Sekreten und Wunden.

3.1 Sonografie

Die Sonografie ist eine nichtinvasive, schmerzlose und dynamische Untersuchung ohne Strahlenbelastung, welche in jeder urologischen Notaufnahme/Abteilung verfügbar sein sollte. Die Resultate und Beurteilbarkeit einer Sonografie sind jedoch oft von der Erfahrung der Untersuchenden und den Untersuchungsbedingungen abhängig. Je nach Situation ist ggf. eine Supervision sinnvoll. Zur Reproduzierbarkeit der Befunde ist eine detaillierte Dokumentation z. B. durch Abspeichern der Untersuchungsbefunde zu empfehlen.

Für die urologische Sonografie stehen folgende Schallköpfe zur Verfügung:

- **Konvexer Schallkopf (Abdominalschallkopf):**
  - Beurteilung von Nieren, Morrison- und Koller-Pouch
  - Beurteilung der Organe des kleinen Beckens und der Excavatio rectovesicalis/Douglas-Raum
- **Linearer Schallkopf:**
  - Beurteilung der Genital- und Leistenregion sowie oberflächlicher Befunde
- **Transrektaler Schallkopf (TRUS):**
  - Geeignet für die transrektale, vaginale oder Introitus-Sonografie

Tipp

Kenne deine Ressourcen! Vor der Nutzung des Ultraschallgeräts sollte der Umgang sicher und souverän beherrscht werden. Dazu gehören Grundbedienungen wie die Auswahl des korrekten Schallkopfs, optimierte Bildeinstellungen (Gain, Fokus, Tiefe), das Durchführen von Messungen sowie das Abspeichern von Befunden.

3.1.1 Niere

Schallkopf	Konvexer Abdomenschallkopf
Richtwerte	Nierengröße: 11 × 7 × 4 cm (L × B × T) Parenchymdicke (Nierenrinde): 1–2,5 cm
Zu untersuchen:	**Nierenlage und perirenaler Raum** – Freie Flüssigkeit (z. B. bei Fornixruptur, Blutung) – Perirenales, subkapsuläres Hämatom
	Parenchym – Homogenität, Raumforderungen, Zysten – Fremdmaterial (z. B. Nephrostomie oder Harnleiterschienen)
	Nierenbeckenkelchsystem – Ektasie des Nierenbeckenkelchsystems – Konkremente – Darstellung der Hilusgefäße
	Nierenperfusion – Hyperperfusion (z. B. Pyelonephritis) – Lediglich Teilperfusion (z. B. Niereninfarkt) – Vorliegen einer Nierenarterienstenose

3.1.2 Harnleiter

Schallkopf	Konvexer Abdomenschallkopf
Richtwerte	Schlanke Harnleiter lassen sich regulär sonografisch fast nie darstellen
Zu untersuchen:	– Pyeloureteraler Übergang – Ektasie der Harnleiter – Fremdmaterial (z. B. Harnleiterschienen) – Konkremente

3.1.3 Harnblase

Schallkopf	Konvexer Abdomenschallkopf
Richtwerte	Im entleerten Zustand oder bei starker Darmgasüberlagerung ist die Blase nicht (immer) vollständig darstell- und beurteilbar. Bei gefüllter Harnblase sollte die Blasenwand < 7 mm messen.

Weiterführende Diagnostik

Schallkopf	Konvexer Abdomenschallkopf
Zu untersuchen:	**Füllungszustand** – Blasenkapazität – Restharnmessung
	Harnblasenwand – Divertikelbildung – Blasenwandverdickungen – Exophytische Raumforderungen
	Blaseninhalt – Fremdmaterial (Harnleiterschiene, Katheter) oder Konkremente – Koagelbildung/Tamponade bei Makrohämaturie – Darstellung eines endovesikalen prostatischen Mittellappen
	Abschätzung des Prostatavolumens transabdominell

Restharnmessung

Moderne Ultraschallgeräte können das Volumen der Blase anhand von 3 Messungen in 2 Ebenen errechnen. Sollte die Funktion nicht vorhanden sein, kann das Volumen annähernd anhand folgender Formel ausgerechnet werden:

Restharnmenge [in ml]: Länge [cm] × Breite [cm] × Höhe [cm] × 0,5

> **Tipp**
>
> Je nach Anschnitt im Ultraschall kann ein endovesikaler Prostatalappen oder auch der Uterus wie eine Raumforderung der Blase anmuten. Hier hilft die Hinzunahme der zweiten Ebene zur Orientierung!

3.1.4 Prostata

Schallkopf	TRUS
Richtwerte	Normales Prostatavolumen: 20 ml
Zu untersuchen:	**Prostatavolumen** – Symmetrie der Prostatalappen/zonale Gliederung – Beurteilung der Kapselbegrenzung **Parenchym** – Homogenität des Parenchyms – Echoarme Areale → DD Zysten, Abszesse, Tumore – Darstellung von Verkalkungen **Prostatakapsel** – Berandung – Verschiebeschicht und Abgrenzung zum Rektum **Beurteilung der Samenbläschen** – Zysten, Abszesse

3.1.5 Hoden und Nebenhoden

Schallkopf	Linearer Schallkopf
Richtwerte	Hodenvolumen: 15–25 ml
Zu untersuchen:	**Hoden** – Ausmessen des Hodenvolumens – Homogenität des Hodenparenchyms – Raumforderungen? Zysten? Mikrolithiasis? – Dopplersonografische Darstellung der Hodenperfusion **Nebenhoden** – Nebenhodenmorphologie – Homogenität des Nebenhodenparenchyms – Raumforderungen? Zysten? – Anzeichen einer Hyper- oder Minderperfusion?

> Auch bei der Sonografie gilt: Paarige Organe sind immer im Seitenvergleich zu untersuchen! Beim Abspeichern ist für die Nachvollziehbarkeit der Befunde die Beschriftung (links/rechts) wichtig.

> **Farbdopplersonografie**
> Mit der Dopplersonografie kann eine Aussage über die Perfusion des zu untersuchenden Organs getroffen werden. Beim Farbdoppler werden Blutflüsse, die zum Schallkopf gerichtet sind in rot dargestellt und Blutflüsse, die vom Schallkopf weg gerichtet sind, in blau dargestellt. Rot und Blau ändern sich also je nach Ausrichtung des Schallkopfs durch die Untersuchenden und stellen nur die Flussrichtung des abgebildeten Gefäßes im Verhältnis zum Schallkopf dar.

3.2 Laborchemische Untersuchung

In der Notaufnahme gehört die laborchemische Untersuchung zur Basisdiagnostik dazu. Sie ermöglicht es unter anderem, die Schwere einer Infektion, die Gerinnungssituation vor einer Intervention oder die Nierenfunktion bspw. vor Kontrastmittelgabe zu beurteilen. Weiterführend können mittels Blutbild- und organspezifischer Parameterbestimmungen mögliche Differenzialdiagnosen genauer eingegrenzt werden.

> Da die laborchemische Diagnostik auch im Notfall gewisse Zeit in Anspruch nimmt (je nach Labor und Blutparameter kann mit 30–60 min gerechnet werden), sollte die Blutabnahme schnellstmöglich nach Ankunft und Ersteinschätzung der Patient:innen erfolgen. Wichtig ist insbesondere bei der PSA-Bestimmung, dass diese vor der Manipulation an der Prostata durch eine Kathetereinlage, DRU oder einen TRUS erfolgt.

Der „Standard" einer urologischen Laboruntersuchung kann von Klinik zu Klinik unterschiedlich sein. Folgende laborchemischen Bestimmungen sind jedoch empfehlenswert:
- Kleines Blutbild → EDTA-Röhrchen
- Klinische Chemie → Serum-Röhrchen
  - C-reaktives Protein (CRP)
  - Kreatininwert und glomeruläre Filtrationsrate (GFR)

- Elektrolyte wie Kalium, Natrium, Chlorid
- Ggf. PSA bei Verdacht auf Prostatakarzinom/Prostatitis (**CAVE**: Abnahme vor der DRU/TRUS oder anderer Manipulation)
- Gerinnung → Citrat-Röhrchen
  - Quick und International Normalized Ratio (INR)
  - Partielle Thromboplastinzeit (aPTT)
- Ggf. Kreuzblutentnahme bei klinischen Blutungszeichen, Transfusionstriggern oder Anzeichen eingeschränkter Kompensationsfähigkeit bei zu erwartendem Blutverlust!

> Eine laborchemische/mikrobiologische Diagnostik sollte eine dringliche Therapie (wie z. B. Einleitung einer Antibiose bei einer Urosepsis) bei manifester Klinik nicht hinauszögern!

■ **Wann ist eine Blutgasanalyse sinnvoll?**

Bei Patient:innen in deutlich reduziertem Allgemeinzustand und/oder instabilem Kreislauf sollte zusätzlich zu dem regulären Labor eine Blutgasanalyse (BGA) erfolgen. Die BGA liefert innerhalb weniger Minuten wichtige Laborparameter wie **Hämoglobin, Laktat, pH-Wert, Bikarbonat, Glukose und Elektrolyte**. Dies ermöglicht ein schnelles Erkennen von Problemen (z. B. pH-Entgleisung, Elektrolytentgleisung, Transfusionspflicht) und verhindert die Verzögerung wichtiger Therapiemaßnahmen, da der Endbefund des Labors nicht abgewartet werden muss. In den meisten Fragestellungen ist eine venöse BGA ausreichend. Bei respiratorischer Problematik bis hin zur Dekompensation sollte eine arterielle BGA durchgeführt werden.

3.3 Untersuchungen des Urins

3.3.1 Urinzytologie

Bei Mikro- und Makohämaturie sollte im Rahmen der weiterführenden Abklärung eine Urinzytologie abgenommen werden. Hier erfolgt die histologische Untersuchung des Urins auf auffällige Urothelien, die wegweisend für ein Tumorleiden sein können. Die Urinzytologie ist jedoch keine Notfalldiagnostik.

3.3.2 Urinsediment

Bei der Zentrifugation des Urins setzen sich feste Bestandteile (z. B. Erythrozyten und Leukozyten) ab, die unter dem Mikroskop untersucht und quantifiziert werden können. Diese können Rückschluss auf mögliche Pathologien geben. Hierbei können sich unter anderem Hinweise auf eine Nierenschädigung mittels Nachweis unterschiedlicher Zylinder ergeben, wie z. B. Erythrozytenzylinder (Glomerulonephritis), oder Leukozytenzylinder (Pyelonephritis). Außerdem kann anhand der Erythrozytenmorphologie die Genese der Mikrohämaturie (normal geformte Erythrozyten → Harntrakt, Akanthozyten → renaler Ursprung) näher eingegrenzt werden.

3.3.3 Urinstatus

Der Urinstatus kann zur Detektion von Harnwegsinfektionen, Blutungen im Harntrakt und zur Beurteilung der metabolischen Situation der Patient:innen wegweisend sein. Hierfür sollte der Mittelstrahlurin verwendet werden.

Befund	Mögliche Differenzialdiagnosen
Leukozyturie	– Bakterielle Harnwegsinfektion – **CAVE**: abakterielle und asymptomatische Leukozyturie bei Katheter-/DJ-/MJ-Trägern zu erwarten
Nitritnachweis	– Bakterielle Harnwegsinfektion – **CAVE**: nicht alle Bakterien bilden Nitrit, z. B. Enterokokken
Proteinurie	– Niereninsuffizienz – Nephrotisches Syndrom
Ketonurie	– Fasten, Erbrechen, Stoffwechselstörungen (Diabetes mellitus) – Fieber
Glucosurie	– Diabetes mellitus, Schwangerschaft

(Fortsetzung)

Befund	Mögliche Differenzialdiagnosen
Mikrohämaturie	– Harnwegsinfektion – Urolithiasis – Tumorleiden – **CAVE**: nicht auswertbar bei Menstruationsblutung. Zudem keine Differenzierung zwischen Hämoglobin und Myoglobin (z. B. bei Rhabdomyolyse)
pH-Wert	– Normaler Urin pH 5–7 – pH > 7 = alkalischer Urin, Hinweis auf ureasepositive Bakterien im Harntrakt (z. B. Proteus species)

3.4 Mikrobiologische Diagnostik

Zur Vervollständigung der Untersuchung bei infektiologischen/entzündlichen Krankheitsbildern gehört eine mikrobiologische Diagnostik. Im Akutgeschehen, wie z. B. im Rahmen einer Sepsis, ist die Entnahme von Urin- und Blutkulturen zur Erregerdiagnostik wichtig. Sie sollte jedoch die Antibiotikagabe bei kritischen Patient:innen nicht verzögern. Je nach Beschwerdebild können weitere Körperflüssigkeiten, Punktate oder Abstriche (bspw. ein Harnröhren- oder Wundabstrich) asserviert werden.

3.4.1 Urinkultur

Bei jedem Verdacht auf eine urogenitale Infektion, außer bei Vorliegen eines unkomplizierten Harnwegsinfekts, sollte vor der Einleitung einer antiinfektiven Therapie eine Urinkultur asserviert werden. Empfohlen wird hierfür der Mittelstrahlurin. Ist der:die Patient:in ein Dauerkatheterträger:in (transurethral, suprapubisch), kann es sinnvoll sein, den Katheter zu wechseln und eine „frische" Kultur zu entnehmen, um mögliche Kontaminationen auszuschließen. Die Entscheidung zum Katheterwechsel sollte in Abhängigkeit der Katheterliegedauer und des Interventionsrisikos in der Infektsituation erfolgen.

Bei jungen Patientinnen mit erstmaligem unkompliziertem Harnwegsinfekt kann in der Regel auf eine Urinkultur verzichtet werden.

> Bei unkomplizierten Zystitiden, insbesondere bei Erstereignissen junger Patient:innen, kann auf eine mikrobielle Diagnostik verzichtet werden. Oftmals reicht neben einer erhöhten Trinkmenge und einer regelmäßigen Miktion eine supportive Therapie mit Analgetika und Phytotherapeutika wie z. B. D-Mannose, Goldrute, Bärentraubenblätter, Tausendgüldenkraut aus. Ist eine antibiotische Therapie erforderlich, ist eine kalkulierte Antibiose mit Fosfomycin, Nitrofurantoin oder Pivmecillinam die erste Wahl.

3.4.2 Blutkultur

Bei allen Patient:innen mit Fieber und in septischer Konstellation sollten vor Einleitung einer antiinfektiven Therapie Blutkulturen abgenommen werden. Empfohlen werden die Abnahme von mindestens 2 Blutkultursets (aerobe und anaerobe Blutkulturflasche).

3.4.3 Harnröhrenabstrich

Bei Verdacht auf Urethritis sollte ein Harnröhrenabstrich vor Einleitung einer antibiotischen Therapie erfolgen. Wichtig hierbei ist, dass Patient:innen mindestens 2–3 h vor Abnahme des Abstrichs nicht miktioniert haben, da der Abstrich ansonsten falsch-negativ sein kann.

3.4.4 Ejakulatkultur

Bei Verdacht auf Prostatitis kann die mikrobiologische Untersuchung des Ejakulats sinnvoll sein. Da die Asservierung im Notfall nicht immer möglich oder sinnvoll ist, sollte aber zumindest die Urinkultur zur Erregerdiagnostik herangezogen werden.

3.4.5 Wundabstriche

Bei jeglichen Wunden mit Verdacht auf Wundheilungsstörung, bei Dekubiti und Abszessformationen sollte ein Wundabstrich asserviert werden. Bei ulzerierenden Wunden und passender Anamnese sollte außerdem an eine Lues-Infektion gedacht werden und zusätzlich ein Treponema-pallidum-Hämagglutinationstest (TPHA-Suchtest) im Serum erfolgen.

Uroradiologische Bildgebung und interventionelle Diagnostik

Quynh Chi Le, Malin Annika Lutz, Luis A. Kluth und Marina Kosiba

Inhaltsverzeichnis

4.1 Uroradiologische Bildgebung – 38

4.2 Interventionelle Diagnostik – 40

Literatur – 41

© Der/die Autor(en), exklusiv lizenziert an Springer-Verlag GmbH, DE, ein Teil von Springer Nature 2025
C. Siech et al. (Hrsg.), *Mein erster Dienst - Urologie*,
https://doi.org/10.1007/978-3-662-70304-5_4

Je nach Fragestellung kann eine uroradiologische Funktionsdiagnostik von Nöten sein. Vor einer radiologischen Diagnostik mit Röntgenstrahlung ist der vorherige Ausschluss einer Schwangerschaft durch einen β-HCG-Test im Urin bzw. Blut bei Patientinnen im gebärfähigen Alter wichtig. Besteht eine Schwangerschaft, ist die Indikation aufgrund der teratogenen Wirkung von Röntgenstrahlungen äußerst streng und kritisch zu beurteilen und sollte, wenn möglich, vermieden werden.

> Vor jeder röntgenologischen Diagnostik sollte bei Patientinnen im gebärfähigen Alter eine Schwangerschaft ausgeschlossen werden. Zudem sollte die Indikation zur Röntgendiagnostik bei Kindern und Jugendlichen sehr restriktiv gestellt werden.

4.1 Uroradiologische Bildgebung

Was	Wann?	Zu beachten
Röntgen-Abdomen	– Verdacht auf Fremdkörperinsertion urethral/rektal – Lagekontrolle MJ-/DJ-Harnleiterschienen	

Was	Wann?	Zu beachten
CT-Abdomen/ CT-Becken	– Verdacht auf Urolithiasis	CT nativ, low-dose, **CAVE**: Nicht alle Konkremente lassen sich darstellen!
	– Verdacht auf Nierentrauma – Verdacht auf retroperitoneales Hämatom	CT mit Kontrastmittel (KM) → bei Verdacht auf aktive Blutung CT-Angiografie
	– Verdacht auf Urinom	CT-Urografie mit KM
	– Verdacht auf postoperative Nachblutung	CT mit KM, ggf. CT-Angiografie
	– Zur Infektfokussuche nach Operationen (Lymphozele, Hämatom, Serom)	Bei Verdacht auf infizierten Flüssigkeitsverhalt ggf. in Punktionsbereitschaft anmelden

4.2 Interventionelle Diagnostik

Was	Wann?	Zu beachten
Antegrade Pyelografie	– Verlust/Okklusion oder Lagekontrolle der Nephrostomie	**CAVE:** vorsichtige KM-Gabe bei Infektkonstellation, Gefahr der septischen Einschwemmung
Retrograde Ureterografie	– Verdacht auf Ureterolithiasis – Verdacht auf Harnleiterstrikturen – Verdacht auf Fornixruptur	**CAVE:** Ein „Überspritzen" des Hohlraumsystems sollte vermieden werden
Retrograde Urethrografie	– Verdacht auf Urethraverletzungen – Verdacht auf Urethralstrikturen – Katheterisierung nach vesikourethraler Anastomose	**CAVE:** bei erschwerter Katheterisierung ggf. drahtgesteuerte Kathetereinlage

Was	Wann?	Zu beachten
Urethrozystoskopie	– Verdacht auf Urethraverletzung bis Urethraabriss	Zystoskopische Einlage eines transurethralen Katheters
	– Blasentamponade, die nicht (vollständig) manuell evakuierbar ist	In TUR-Bereitschaft, ggf. zur Blutstillung
	– Frustrane, drahtgesteuerte transurethrale Katheteranlage	**CAVE**: Via falsa beachten

Literatur

079-001k_S3_Sepsis-Praevention-Diagnose-Therapie-Nachsorge_ 2020-02.pdf. https://register.awmf.org/assets/guidelines/4-001k_S3_Sepsis-Praevention-Diagnose-Therapie-Nachsorge_2020-02.pdf. Zugegriffen am 19.02.2024

Bodmann KF (2019) Kalkulierte parenterale Initialtherapie bakterieller Erkrankungen bei Erwachsenen – Update 2018: Intensivmedizinisch relevante Veränderungen in der S2k-Leitlinie der Paul-Ehrlich-Gesellschaft für Chemotherapie e. V. DMW – Dtsch Med Wochenschr 144(11):729–733. https://doi.org/10.1055/s-0043-114874

Edouard Battegay F, Bächli E, Bassetti S, et al (2017) Differenzialdiagnose Innerer Krankheiten, 21., vollst. überarb. u. erw. Aufl. Thieme. https://doi.org/10.1055/b-004-129980

Sonographie der Niere, des Retroperitoneums und der Harnblase – Die Urologie – eMedpedia. springermedizin.de. https://www.springermedizin.de/emedpedia/detail/die-urologie/sonographie-der-niere-des-retroperitoneums-und-der-harnblase?epediaDoi=10.1007%2F978-3-642-41168-7_56. Zugegriffen am 19.02.2024

Symptome und Behandlung

Inhaltsverzeichnis

Kapitel 5 **Akuter Abdominalschmerz – 47**
*Katharina Arndt
und Julian P. Struck*

Kapitel 6 **Dysurie – 71**
*Anna L. Heinrichs
und Julian P. Struck*

Kapitel 7 **Flankenschmerzen – 91**
*Henrike Beverungen,
Carolin Siech und Julian P. Struck*

Kapitel 8 **Makrohämaturie – 109**
*Nadim Moharam
und Maurice Stephan Michel*

Kapitel 9 **Harnverhalt – 133**
Frank Benzing
und Julian P. Struck

Kapitel 10 **Anurie – 147**
Cristina Cano García,
Armir Mešić
und Luis A. Kluth

Kapitel 11 **Hodenschmerzen – 161**
Henrike Beverungen
und Stefan Propping

Kapitel 12 **Beckenschmerzen – 175**
Mariam Löwe, Niklas Wagner
und Claudia Loos

Kapitel 13 **Penile Symptome – 191**
Henrike Beverungen,
Fabian Erdenberger
und Stefan Propping

Kapitel 14 Urosepsis – 203
*Henrike Beverungen,
Fabian Erdenberger
und Stefan Propping*

Kapitel 15 Kinderurologische
Symptomkomplexe – 215
*Barbara Nübel, Paul König
und Marios Marcou*

Kapitel 16 Management von
Nebenwirkungen der
Chemo- und/oder
Immuntherapie – 231
*Clara Humke, Jan Kasperek
und Séverine Banek*

Akuter Abdominalschmerz

Katharina Arndt und Julian P. Struck

Inhaltsverzeichnis

5.1   **Anamnese und Symptome – 49**

5.2   **Diagnostik – 50**

5.3   **Differenzialdiagnosen – 53**
5.3.1   Platzbauch (Fasziendehiszenz) – 53
5.3.2   Wundinfektion – 55
5.3.3   Ileus – 56
5.3.4   Anastomoseninsuffizienz – 60

© Der/die Autor(en), exklusiv lizenziert an Springer-Verlag GmbH, DE, ein Teil von Springer Nature 2025
C. Siech et al. (Hrsg.), *Mein erster Dienst - Urologie*,
https://doi.org/10.1007/978-3-662-70304-5_5

| 5.3.5 | Aortendissektion – 62 |
| 5.3.6 | Weitere Differenzialdiagnosen des akuten Abdominalschmerzes – 63 |

Literatur – 69

Akuter Abdominalschmerz

Der Abdominalschmerz zählt im Akutfall in der Notaufnahme eher zu den internistischen und viszeralchirurgischen Krankheitsbildern. Aber auch als Urolog:in wird man mit diesem Leitsymptom konfrontiert. Insbesondere dann, wenn Patient:innen vor dieser Akutsymptomatik urologisch abdominell operiert wurden.

Der akute Abdominalschmerz kann neben plötzlich einsetzenden Schmerzen des Bauchraums mitunter ein breites Symptombild bieten. Hierzu zählen Druckschmerz, Abwehrspannungen, eine gestörte oder veränderte Darmperistaltik, Übelkeit, Erbrechen, Diarrhö oder Stuhlverhalt bis hin zu Kreislaufeinschränkungen, die in einem Schock münden können. Mitunter sind die Gründe dieser Symptome lebensbedrohliche Ursachen, die eine rasche Differenzialdiagnostik notwendig machen.

5.1 Anamnese und Symptome

Zu Beginn empfiehlt es sich, immer einen Überblick über die durchgeführte urologische Operation und die allgemeine Vorgeschichte der betroffenen Patient:innen zu gewinnen.

Hiernach ist es wichtig, Folgendes zu erfragen:

Wichtige anamnestische Informationen
- Beginn der Symptome
- Auslösendes Ereignis oder vermutete Korrelation (z. B. Nahrungsaufnahme)

- Schmerzcharakter und zeitlicher Verlauf
- Schmerzausstrahlung
- Vegetative Begleitsymptomatik (Nausea, Emesis, Kaltschweißigkeit)

5.2 Diagnostik

- **Vitalparameter**
- Herzfrequenz und Blutdruck (Hinweise auf Schock: Tachykardie und Hypotonie)
- **Schockindex = Pulsfrequenz/systolischer Blutdruck**
    - 0,5–0,7: physiologisch
    - \> 1: manifester Schock
    - \> 1,5: schwerer Schock
- Atemfrequenz und Sauerstoffsättigung
- Temperatur

- **Körperliche Untersuchung**

Folgende Punkte sind abzuklären:

- **Inspektion**
- Sichtung der frischen OP-Wunde
- Sind andere alte OP-Narben vorhanden? (Voroperationen können ein Hinweis auf einen Bridenileus sein.)

Auskultation
- Fehlende Darmgeräusche: Hinweis auf paralytischen Ileus
- Hochgestellte, klingende Darmgeräusche: Hinweis auf mechanischen Ileus

Palpation
- Druckschmerz
- Abwehrspannung
- Loslassschmerz
- Spürbare Resistenzen

Labor
- Venöse BGA (Laktat, pH-Wert, "base excess")
- Blutbild (Leukozyten, Hämoglobin, Thrombozyten)
- Entzündungsparameter (CRP, ggf. Procalcitonin bei Verdacht auf bakterielle Sepsis)
- Retentionsparameter (Kreatinin, Harnstoff, GFR)
- Ggf. TSH für spätere Bildgebung
- Bei Drainagen: Kreatinin aus Drainageflüssigkeit bei Verdacht auf Urinom
- Gerinnungsparameter
- Bei Fieber: Abnahme von Blutkulturen
- Urinstatus, ggf. Abnahme Urinkultur

> **Tipp**
>
> Bevor bei einer vermuteten postoperativen Komplikation der fachärztliche/oberärztliche Hintergrunddienst zu Rate gezogen wird, sollten Anamnese, Laborwerte und die Befunde der körperlichen Untersuchung bereits vorliegen. Die Indikation für eine weiterführende Bildgebung sollte dann mit dem Hintergrunddienst besprochen werden.

- **Weiterführende Diagnostik**
- Sonografie: Suche nach freier Flüssigkeit in Abdomen und Becken, nach freier Luft, Hämatomen, insbesondere bei Nierenteilresektionen, Harnstau, Katheterlage oder Blasenentleerung
- CT-Abdomen (ggf. mit i. v.-Kontrastmittel, daher Kreatinin und TSH in der Ausgangslaboruntersuchung mitbestimmen lassen)
- Abdomenübersichtsröntgenaufnahme (Röntgen-Abdomen)
- Magen-Darm-Passage bei Ileusverdacht

> Die CT-Untersuchung ist die wegweisende Bildgebungsdiagnostik, insbesondere bei unklaren Befunden nach frischen Operationen.

5.3 Differenzialdiagnosen

Die Differenzialdiagnostik des akuten Abdominalschmerzes ist vielfältig und beinhaltet in seiner Vollständigkeit viele internistische und viszeralchirurgische Krankheitsbilder.

Die folgenden Differenzialdiagnosen beschränken sich auf die relevantesten, postoperativen Komplikationen nach urologischen Eingriffen, die im Dienst erkannt werden sollten.

Eine Zusammenfassung der wichtigsten Differenzialdiagnosen des akuten Abdomens findet sich in der Tabelle in Abschn. 5.3.6.

5.3.1 Platzbauch (Fasziendehiszenz)

Ein Platzbauch tritt in der Regel zwischen dem 3. und 7. Tag nach Laparotomien auf und beschreibt eine Ruptur der Laparotomiewunde mit dehiszenter Fasziennaht und möglichem Prolabieren des Peritoneums oder auch Darmanteilen. Dieser kann mit Abdominalschmerzen einhergehen.

- **Formen**
- Gedeckter Platzbauch: erhaltene Hautnaht bei Dehiszenz der Fasziennähte
- Offener Platzbauch: Deshiszenz der Haut- und Fasziennähte: sichtbare Darmanteile

- **Ursachen und begünstigende Risikofaktoren**
- Wundheilungsstörungen und Wundinfektionen (Risikofaktor Diabetes mellitus)
- Adipositas
- Hohe intraabdominelle Drücke: Ileus, Husten, fehlerhafte Mobilisierung
- Unsachgemäße Nahttechnik

- **Symptome und Diagnostik**
- Anhaltend flüssigkeitssezernierende Wunde
- Nicht zeitgerecht heilende Wunde
- Blickdiagnostik bei prolabierenden Darmschlingen
- Palpation: vorsichtiges Einführen eines Fingers oder einer stumpfen Pinzette zwischen die Hautnahtstege: trifft nicht auf stehende Fasziennaht, sondern versinkt
- Sonografie (Linearschallkopf): dehiszente Fasziennaht und sichtbare Darmschlingen dazwischen

- **Therapie**

Die Versorgung eines Platzbauchs erfolgt immer operativ:
- Anfrischen der Wundränder und erneuter Bauchwandverschluss
- Bei großer Dehiszenz, Spannungen beim Wundverschluss oder stark sezernierenden, infizierten Wunden → Anlage einer V.A.C. (Vakuumversiegelungstherapie)-Verbandstherapie zur sekundären Wundheilung
- Bei fehlendem Faszienmaterial → Nutzung eines Vicrylnetzes zur Defektdeckung
- Postoperatives Anlegen eines Stütz- und Entlastungsverbands (Bauchgurt)

> **Tipp**
>
> Fällt im Rahmen der postoperativen Visite eine stark sezernierende Wunde auf, muss eine Fasziendehiszenz ärztlich ausgeschlossen werden.

> **Tipp**
>
> Nach Auftreten einer Fasziendehiszenz sollten Nahttechnik und -material vor dem erneuten Wundverschluss überdacht und ggf. gewechselt werden: Aktuell scheint die allschichtige, fortlaufende Naht mit langsam resorbierbarem Nahtmaterial (z. B. PDS) in mind. 4:1-Verhältnis (Nahtmateriallänge entspricht der 4-fachen Wundlänge) und „Small bites"-Technik einen Vorteil hinsichtlich des Auftretens von Fasziendehiszenzen zu haben (Quellen: Monomax- und Stitch-Studie).

5.3.2 Wundinfektion

Eine Wundinfektion beschreibt eine lokale Reaktion der Wunde bei Keimbesiedlungen, die in eine generalisierte Infektion mit Sepsis münden und sich zeitweilig durch akute Abdominalbeschwerden äußern kann.

- **Symptome**
- Anhaltend hohe Entzündungsparameter in den Laborkontrollen

- Stark fibrinbelegte, gereizte, gerötete, ggf. übelriechende und/oder sezernierende Wunde
- Nicht heilende Wunde

- **Diagnostik**
- Tiefe Wundabstriche (oberflächliche Abstriche repräsentieren nur die ortsständige Hautflora) vor Wunddesinfektion

- **Therapie**
- Eröffnung der Wunde
- Tägliche antiseptische Wundtoilette
- Bei Verhalt (Serom, Pus) → Drainierung/Entlastung
- Wenn nötig, operatives Wunddébridement
- Ggf. Verwendung beschichteter Wundverbände wie z. B. Cutimed Sorbact©
- Bei Verdacht auf systemische Infektion → resistenzgerechte Antibiose (nach Wundabstrichergebnis)

> **Tipp**
>
> Eine Schulung durch ausgebildete Wundpfleger:innen mit Einweisung in die verschiedenen Möglichkeiten der Wundversorgung, insbesondere der Verwendung spezieller Wundverbände für infizierte Wunden, ist eine sinnvolle Hilfe.

5.3.3 Ileus

Ein Ileus beschreibt eine Motilitätsstörung des Dünn- und/oder Dickdarmes aufgrund mechanischer oder funktioneller Passagehindernisse und ist ein typisches Krankheitsbild im Symptomenkomplex des akuten Abdomens.

- **Formen**
- Subileus: inkompletter Ileus bei eingeschränkter Darmpassage
- Kompletter Ileus: vollständig aufgehobene Darmpassage

- **Ursachen**

Mechanischer Ileus
- Behinderte Darmpassage durch Kompression des Darmes von außen oder mechanischer Hindernisse innerhalb des Darmlumens sowie durch verschwollene oder narbige Darmwandanteile

Paralytischer Ileus
- Meist reflektorische Motilitätseinschränkung durch Manipulationen (Operationen), Traumen und Entzündungen
- Opioidbedingte Motilitätsstörung
- Elektrolytbedingte Motilitätsstörung (Hypokaliämie, Hyperkalziämie)
- Durchblutungsbedingte Motilitätsstörung (Mesenterialischämie)

- **Symptome**
- Abdominelle Schmerzen (auch kolikartiges Beschwerdebild möglich)
- Ggf. Abwehrspannungen
- Übelkeit
- Schwallartiges Erbrechen

- Meteorismus
- Geblähtes Abdomen
- Stuhlverhaltung
- Stuhliges Erbrechen (Miserere) im Spätstadium
- Ggf. Schock

- **Anamnese**
- Voroperationen? (frische und alte)
- Bekannte chronisch entzündliche Darmerkrankungen oder Divertikulitis?
- Letzter Stuhlgang
- Medikation

- **Diagnostik**

Körperliche Untersuchung
- Inspektion: prall geblähtes Abdomen
- Auskultation:
    - Hochgestellte, klingende Darmgeräusche: mechanischer Ileus
    - Totenstille: paralytischer Ileus
- Palpation: Meteorismus, Druckschmerz, Abwehrspannungen

Bildgebung
- Röntgen-Abdomen (bei stabilen Patient:innen) im Stehen oder Linksseitenlage: geblähte, distendierte Darmschlingen mit klassischen Spiegelbildungen
- Magen-Darm-Passage: Applikation von wasserlöslichem Kontrastmittel p.o. (wenn Patient nicht erbricht) oder über eine Magensonde und fortlaufende Abdomen-Übersichtsröntgenaufnahmen nach de-

finierten Zeitintervallen (gleichzeitige Therapiemöglichkeit bei abführender Wirkung des Kontrastmittels)
- Abdomensonografie (nur von geübten Untersucher:innen durchzuführen): freie Flüssigkeit, verdickte Darmwand, Strickleiter-Phänomen, Pendelperistaltik, Kalibersprünge
- CT-Abdomen (Goldstandard)

- **Therapie**

Basistherapie
- Nichtopioidbasierte analgetische Therapie
- Hypovolämie: Vollelektrolytlösung i.v.
- Elektrolytausgleich (je nach Labor)
- Magensonde legen, wenn Patient:innen wiederholt erbrechen
- Antibiotische Therapie bei laborchmischen bzw. klinischen Infektzeichen

Mechanischer Ileus
- OP-Indikation bei absolutem Passagehindernis und Ischämie
- Bei mechanischem Dünndarmileus in Ausnahmefällen und in Absprache mit der Viszeralchirurgie je nach Symptomausprägung sowie Stabilität der Patient:innen Magen-Darm-Passage mit oralem Kontrastmittel möglich
- Suffiziente parenterale Flüssigkeitsgabe

Paralytischer Ileus
- Konservativer Therapieversuch via Magen-Darm-Passage mit oralem Kontrastmittel, wenn:

- Patient:in stabil ist
- Kein absoluter Passagestopp oder begleitendes mechanisches Hindernis besteht
- Patient:in wiederholt ärztlich visitiert wird
- Medikamentöse prokinetische Therapie (Therapieeffekt lässt ab 3. Tag nach)
  - Rektale Laxanzien (z. B. 10–20 mg Bisacodyl) 3-mal/d
  - Einläufe und Klysmen 1-mal/d
  - Prokinetika:
    - MCP 10–30 mg i.v.
    - Neostigmin 0,5–1,5 mg in 250 ml NaCl 0,9 % über 1–2 h i.v. 1- bis 2-mal/d
- Ggf. operative Dekompression, wenn konservativer Therapieversuch frustran

5.3.4 Anastomoseninsuffizienz

Eine Anastomoseninsuffizienz beschreibt eine undichte Verbindung von chirurgisch miteinander verbundenen Organanteilen mit Austritt von intraluminalen Inhalten wie Urin oder Stuhl.

- **Ursachen**
- Unsachgemäße Naht
- Hohe Anastomosenspannung
- Infektion oder Durchblutungsstörung im Anastomosenbereich
- Mechanische Überbelastung (v. a. bei Harnblasenanastomosen)

Akuter Abdominalschmerz

- **Symptome**
- Vermehrte Sekretion über die Drainage
- Abdominalschmerzen, Abwehrspannung
- Persistierend hohe laborchemische Entzündungsparameter
- Infektanzeichen bis Sepsis
- Verschlechterter Allgemeinzustand
- Paralytischer Ileus

- **Diagnostik**
- Blutentnahme (z. B. Entzündungsparameter)
- Drainageflüssigkeit: Kreatininbestimmung, Stuhlbeimengung, Einsatz von Methylenblau nach oraler oder intravesikaler Applikation
- Röntgen/CT mit Kontrastmittelapplikation: Austritt von Kontrastmittel bei Anastomoseninsuffizienz

- **Therapie**
- Konservativ: bei Harnanastomosen mit kleinem Defekt und guter Drainagelage möglich
- Antibiotisch: bei Elevation der Entzündungsparameter
- Operativ: bei Entleerung von Stuhl in den Bauchraum, bei großer Harnanastomosenleckage und unwahrscheinlicher Spontanheilung

5.3.5 Aortendissektion

Bei einer Aortendissektion kommt es durch einen Einriss der inneren Aortenwand und anschließender Einblutung zur Spaltung der Gefäßwände der Hauptschlagader. Sie stellt ein lebensbedrohliches Krankheitsbild dar.

- **Formen**
- Stanford A: Dissektion der Aorta ascendens
- Stanford B: Dissektion der Aorta descendens
- Stanford Non-A-non-B: Dissektion des Arcus aortae

- **Ursachen**
- Vorerkrankungen: arterieller Hypertonus, Arteriosklerose, Aortenaneurysma, Vaskulitiden
- Mechanisch: Traumata, iatrogen
- Genetisch: verschiedene erbliche Syndrome wie z. B. Marfan-Syndrom

- **Symptome**
- Plötzlich einsetzender Vernichtungsschmerz (je nach Dissektionsort thorakal bis abdominell)
- Kolikartige Schmerzen (in der Notaufnahme dann fälschlicherweise urologisch triagiert)

- Wandernder Schmerz: bei durch Einblutung bedingtem Aufdehnen der Dissektionsmembran
- Akuter Schock: reanimationspflichtige Patient:innen
- Organdysfunktionen bei Minderdurchblutung von Organen

- **Diagnostik**
- Vitalparameter
- Bei Verdacht sofortige CT-Angiografie
- Ggf. transthorakale Echokardiografie (TTE)

- **Therapie**
- Sofortiger Kontakt zur Gefäßchirurgie
- Anlage großlumiger peripherer Venenzugänge
- Schmerztherapie: bevorzugt Opioide
- Optimierung von Herzfrequenz und Blutdruck
- Sicherung der Atemwege bei drohender Instabilität

5.3.6 Weitere Differenzialdiagnosen des akuten Abdominalschmerzes

Die folgende Tabelle bietet eine kurzgefasste Übersicht über weitere mögliche Differenzialdiagnosen des akuten Abdominalschmerzes.

Differenzialdiagnose	Symptomatik	Typische Schmerzlokalisationen	Wegweisende Diagnostik
Appendizitis	– Schmerzbeginn periumbilikal oder epigastrisch – Ggf. Fieber	– Rechtsseitiger Unterbauchschmerz – Kontralateraler Loslassschmerz	– Labor – Sonografie
Akute Cholezystitis	– Koliken – Positives Murphy-Zeichen – Ggf. Fieber	– Rechtsseitige Oberbauchschmerzen – Murphy-Zeichen	– Labor – Sonografie
Pankreatitis	– Abdominalbeschwerden bei prallelastischem Abdomen („Gummibauch") – Cullen-Zeichen – Grey-Turner-Zeichen – Ggf. Fieber	– Gürtelförmige Oberbauchschmerzen	– Lipaseerhöhung – Sonografie – CT-Abdomen
Hohlorganperforation	– Plötzlicher Schmerzgipfel mit zunächst Besserung – Verschlechterung im Verlauf – Ggf. Fieber	– Unspezifisch	– Labor – Sonografie – Röntgen-Abdomen – CT-Abdomen

Akuter Abdominalschmerz

Differenzialdiagnose	Symptomatik	Typische Schmerzlokalisationen	Wegweisende Diagnostik
Inkarzerierte Hernie	– Nichtreponible Hernie (Leiste, Nabel, Narbe) – Ileus – Hochgestellte Darmgeräusche	– Unterbauchschmerzen	– Labor – Sonografie
Mesenterialischämie	– Postprandialer Schmerz – Paralytischer Ileus	– Diffuser krampfartiger Abdominalschmerz	– Laktat- und D-Dimer-Erhöhung – Sonografie – CT-Angiografie
Divertikulitis	– Stuhlveränderungen, ggf. Obstipation – Hohe Wahrscheinlichkeit bei vorbekannter Divertikulose	– Linksseitige Unterbauchschmerzen	– Labor – Sonografie – CT-Abdomen

(Fortsetzung)

Differenzialdiagnose	Symptomatik	Typische Schmerzlokalisationen	Wegweisende Diagnostik
Ulkus ventriculi/duodeni	– Epigastrischer Schmerzbeginn – Postpandriale Schmerzspitzen – Hämatemesis – Meläna	– Ober- bis Mittelbauch	– Labor – ÖGD (*Ösophagogastroduodenoskopie*)
Refluxösophagitis	– Regurgitation – Foetor ex ore – Hals- und Rachenschmerzen – Nächtliches Husten	– Brennende retrosternale Schmerzen	– ÖGD (Ösophagogastroduodenoskopie) – Langzeit-pH-Metrie
Unterlappenpneumonie	– Produktiver Husten mit gelbem oder grünlichem Auswurf – Dyspnoe – Fieber	– Kann sich z. B. in Oberbauchschmerzen äußern	– Labor – Auskultation – Röntgen-Thorax

Akuter Abdominalschmerz

Differenzialdiagnose	Symptomatik	Typische Schmerzlokalisationen	Wegweisende Diagnostik
Nierenkolik	– Kolikartige Schmerzen – Bei Infekt oder Harnstau klopfschmerzhaftes Nierenlager – Mikrohämaturie	– Flankenschmerzen ausstrahlend in Unterbauch und ipsilaterale Labie/Skrotum – Ggf. Harndrang	– Labor – Urin – Sonografie – Natives "low-dose"-CT-Abdomen
Pyelonephritis	– Fieber – Dysurische Beschwerden	– Flankenklopfschmerz – Flankendruckschmerz	– Labor – Urin – Sonografie – Ggf. CT-Abdomen bei Harnstau (Ausschluss verursachende Obstruktion und Abszedierung)
Harnverhaltung	– Suprasymphysärer Blasenhochstand – Unvermögen Wasser zu lassen	– Unterbauchschmerzen	– Sonografie

(Fortsetzung)

Differenzial-diagnose	Symptomatik	Typische Schmerz-lokalisationen	Wegweisende Diagnostik
Adnexitis/Salpingitis	– Plötzliche Unterbauch-schmerzen – Fieber	– Ipsilateraler Unterbauchschmerz	– Gynäkologische Unter-suchung – Labor – Sonografie
Stielgedrehte Ovarialzyste	– Typische Schmerzsymptome nach körperlicher Aktivität	– Ipsilateraler Unterbauchschmerz	– Gynäkologische Unter-suchung – Labor – Sonografie
Myokard-infarkt	– Insbesonder bei Frauen abdominelle Symptomatik (sog. „Eva-Infarkt") – Vernichtungsschmerz und Todesangst – Atemnot	– Oberbauchschmerz	– EKG – TTE – Koronarangiografie

CT Computertomografie, *EKG* Elektrokardiografie, *TTE* transthorakale Echokardiographie

Literatur

Albertsmeier M, Seiler CM, Fischer L, Baumann P, Hüsing J, Seidlmayer C, Franck A, Jauch KW, Knaebel HP, Büchler MW (2012) Evaluation of the safety and efficacy of MonoMax® suture material for abdominal wall closure after primary midline laparotomy-a controlled prospective multicentre trial: ISSAAC [NCT005725079]. Langenbecks Arch Surg 397(3):363–371. https://doi.org/10.1007/s00423-011-0884-6. Epub 2011 Dec 20. PMID: 22183105; PMCID: PMC3281202

Alverdy J et al (2018) Perioperative Maßnahmen zur Reduktion von Komplikationen. Coloproctology 40(6):406–407. https://doi.org/10.1007/s00053-018-0294-0

Erbe et al. Pocketguideline Aortenerkrankungen. https://leitlinien.dgk.org/files/31_2014_pocket_leitlinien_aortenerkrankungen.pdf. Zugegriffen am 01.11.2023

Hauser H et al (2016) Akutes Abdomen. Springer. ISBN: 9783709114728

Kommission für Krankenhaushygiene und Infektionsprävention des RKI (2018) Prävention postoperativer Wundinfektionen. Bundesgesundheitsbl Gesundheitsforsch Gesundheitsschutz 61(4):448–473. https://doi.org/10.1007/s00103-018-2706-2

Krickeberg S, Lange B, Wessel L. S1-Leitlinie Wunden und Wundbehandlung. Deutsche Gesellschaft für Kinderchirurgie. Überarbeitung von 07/2021. Zugegriffen am 31.10.2023

Frieling T (2009) Das akute Abdomen aus internistischer Sicht. Dtsch Med Wochenschr. 134(6):246–250

Lippert H (2012) Wundatlas. Georg Thieme. https://doi.org/10.1055/b-002-35728. Print ISBN 9783131408334, Online ISBN 9783131829634

Listle H et al (2017) Konservative und operative Therapie des Ileus. Chirurg 88(7). https://doi.org/10.1007/s00104-017-0438-8

Millbourn D, Cengiz Y, Israelsson LA (2009) Effect of stitch length on wound complications after closure of midline incisions: a randomized controlled trial. Arch Surg 144(11):1056–1059. https://doi.org/10.1001/archsurg.2009.189. PMID: 19917943

Reutter K et al (2004) Chirurgie Essentials: Intensivkurs zur Weiterbildung, 5. Aufl. Georg Thieme. ISBN 10: 3131263458

Ritz J-P et al (2015) Intraoperative Komplikationen des unteren Gastrointestinaltraktes. Chirurg 86(4):311–318. https://doi.org/10.1007/s00104-014-2848-1

Sandholzer H et al (2006) Symptome in der Primärversorgung. Der akute Bauchschmerz: zwischen banal und hochgefährlich. Notfall und Hausarztmedizin, Georg Thieme Verlag, Stuttgart

Schwarz N et al (2017) Allgemein- und Viszeralchirurgie essentials, 8. Aufl. Georg Thieme. https://doi.org/10.1055/b-004-132233. Print ISBN 9783131263483. Online ISBN 9783132407435

Vilz T et al (2017) Ileus in Adults. Dtsch Aerztebl Online 114:508–518. https://doi.org/10.3238/arztebl.2017.0508

Wessel L et al (2006) Prophylaxe und Therapie der Magen-Darm-Atonie. Intensivmed Notfmed 43:619–627. https://doi.org/10.1007/s00390-006-0734-x

Dysurie

Anna L. Heinrichs und Julian P. Struck

Inhaltsverzeichnis

6.1　**Anamnese und Symptome – 72**

6.2　**Diagnostik – 73**

6.3　**Differenzialdiagnosen – 76**
6.3.1　Unkomplizierte Zystitis – 79
6.3.2　Unkomplizierte Pyelonephritis – 82
6.3.3　Komplizierter HWI – 84
6.3.4　Urethritis – 86

　　　Literatur – 89

© Der/die Autor(en), exklusiv lizenziert an Springer-Verlag GmbH, DE, ein Teil von Springer Nature 2025
C. Siech et al. (Hrsg.), *Mein erster Dienst - Urologie*,
https://doi.org/10.1007/978-3-662-70304-5_6

Das Leitsymptom Dysurie ist ein häufiger Konsultationsgrund in der Notaufnahme. In der Regel liegt dem Symptom eine urologische Ursache zugrunde. Häufig stehen für Patient:innen die Schmerzen bei der Miktion (Algurie) im Vordergrund.

Begleitend können aber auch eine Hämaturie, Pollakisurie, imperativer Harndrang oder suprapubische Schmerzen auftreten. Vegetative Begleitsymptome wie Fieber können einen Hinweis über die Schwere der zugrundeliegenden Ursache sowie eine Infektion geben.

Meist ist eine bakterielle Infektion mit Darmbakterien im Rahmen einer Zystitis oder Urethritis der Grund für die Dysurie. Durch die anatomische Nähe der weiblichen Urethra zur Analregion sind Frauen davon deutlich häufiger betroffen als Männer. Differenzialdiagnostisch sollten aber auch andere urologische und gynäkologische Ursachen in Erwägung gezogen werden.

6.1 Anamnese und Symptome

Die Anamnese inklusive Symptomerhebung dient der Evaluation der zugrundeliegenden Ursache und zur Abgrenzung möglicher Differenzialdiagnosen. Folgende Punkte sollten beachtet werden:
- Allgemeine urologische Anamnese, insbesondere Miktionsanamnese
- Schmerzanamnese, Flankenschmerzen zur Abgrenzung einer Pyelonephritis
- Vorliegen einer vegetativen Begleitsymptomatik wie Fieber, Schüttelfrost oder Übelkeit

Dysurie

- Vorliegen urologischer Vorerkrankungen/-operationen (z. B. vorangegangene Infekte, Fremdkörper, Blasensteine oder Implantate im Harntrakt)
- Vorliegen von Begleiterkrankungen, die das Risiko für einen komplizierten Verlauf erhöhen (z. B. rezidivierende Harnwegsinfekte [HWI], Blasenentleerungsstörung, anatomische Anomalie, Diabetes mellitus)
- Sexualanamnese
- Schwangerschaft
- Vorheriger Krankenhausaufenthalt bzw. Arztkontakt und ggf. antibiotische (Vor)behandlung
- Medikation (z. B. Analgetika)

6.2 Diagnostik

- **Körperliche Untersuchung**
- Urologisch fokussiert, wie in ▶ Kap. 1 beschrieben, insbesondere Flankendruck- und Flankenklopfschmerz, skrotale Untersuchung und ggf. DRU
- Erheben der Vitalparameter, qSOFA-Score (Ausschluss Sepsis/Schock)
  - Bei Patient:innen, die 2 der folgenden 3 qSOFA-Kriterien erfüllen, ist von einem schlechteren Outcome auszugehen (Siehe Abschn. 18.2):
    - Atemfrequenz $\geq$ 22/min
    - Verändertes Bewusstsein (Glasgow-Koma-Skala < 15)
    - Systolischer Blutdruck $\leq$ 100 mmHg

- **Erweiterte Diagnostik**
- Urinteststreifen als Sofortdiagnostik, Urinstatus und ggf. Urinkultur, ggf. Urinsediment
- Urinsichtprobe (z. B. Makrohämaturie? Pyurie?)
- Ggf. Harnröhrenabstrich
- Ggf. Blutentnahme (inkl. kleines Blutbild, Kreatinin, Elektrolyte, Harnstoff, Harnsäure, CRP) bei Fieber, Sepsiszeichen oder Flankenschmerzen

Bildgebende Diagnostik
- Sonografie der Nieren, Harnblase (inkl. Restharn), ggf. Prostata, ggf. Skrotum (Harnstau? Harnverhalt? Blasendivertikel? Implantate, Steine oder Fremdkörper darstellbar? Hinweis auf Pyelonephritis mit erhöhter Parenchymechogenität und ödembedingter Organvergrößerung?)
- Zystoskopie in der Regel nicht notfallmäßig. Dient dem Ausschluss von Malignomen, Fremdkörpern oder urologischen Risikofaktoren (z. B. Blasendivertikel, obstruktive Prostata)

> Die Urindiagnostik stellt das wegweisende diagnostische Verfahren zur Untersuchung einer Dysurie dar. Die gezielte Anamnese und körperliche Untersuchung können Hinweise über mögliche Ursachen und notwendige weiterführende Diagnostik geben.

Dysurie

Checkliste: Management der Dysurie

Was?	Wann?	Wer?	Wo?
Vitalparameter erheben (Blutdruck, Temperatur, Puls, Atemfrequenz, O_2-Sättigung)	Sofort, zum Ausschluss einer Sepsis	Pflege	Notaufnahme
Venenzugang legen Blutentnahme mit venöser BGA	Sofort, bei Vorliegen von Fieber, Sepsiszeichen oder Flankenschmerz	Dienstärzt:in/ Pflege	Notaufnahme/ Bett
Urinprobe (Mittelstrahlurin oder sterile Entnahme mit Einmalkatheter)	Sofortdiagnostik mittels Urinteststreifen	Pflege	Notaufnahme
Intravenöse Flüssigkeitssubstitution	Bei Fieber	Dienstärzt:in/ Pflege	Notaufnahme/ Bett
Beginn einer i.v.-Antibiose	Bei kompliziertem HWI und Fieber	Dienstärzt:in	Notaufnahme/ Bett
Information an Station und ggf. Hintergrunddienst bei Aufnahme	Nach Erstmaßnahmen	Dienstärzt:in	An einem ruhigen Ort

> **Tipp**
>
> Erstmaßnahmen dienen dem Ausschluss von schweren Verläufen oder Sepsis. Eine stationäre Aufnahme und i.v.-Antibiose sind meist nur bei schweren Verläufen notwendig.

> **Tipp**
>
> Rezidivierende Harnwegsinfektionen liegen bei ≥ 2 symptomatischen Episoden innerhalb von 6 Monaten oder ≥ 3 symptomatischen Episoden innerhalb von 12 Monaten vor.

6.3 Differenzialdiagnosen

Die Differenzialdiagnosen der Dysurie sind meistens urologische Erkrankungen. Im Folgenden wird auf wichtige und häufige Diagnosen ausführlicher eingegangen.

Urologische Differenzialdiagnosen zum Leitsymptom „Dysurie" und ihre Symptomkomplexe	
Unkomplizierte Zystitis	Symptome ausschließlich im unteren Harntrakt und ohne das Vorliegen von funktionellen oder anatomischen Anomalien, Nierenfunktionsstörungen oder urologischen Begleiterkrankungen Symptome z. B. Algurie, imperativer Harndrang, Pollakisurie, suprapubische Schmerzen

Urologische Differenzialdiagnosen zum Leitsymptom „Dysurie" und ihre Symptomkomplexe

Unkomplizierte Pyelonephritis	Symptome wie bei unkomplizierter Zystitis. Zusätzlich Flankenschmerzen und klopfschmerzhaftes Nierenlager
Pyelonephritis (▶ Kap. 7)	Begleitend oder zeitlich vorausgehend dysurische Beschwerden, Fieber, Schüttelfrost, Flankenschmerz, klopfschmerzhaftes Nierenlager, konstanter Schmerzcharakter, schleichende Symptomatik
Komplizierter HWI	Bei Patient:innen mit urologischen Vorerkrankungen, Begleiterkrankungen wie Diabetes mellitus oder Immunsuppression sowie funktionellen oder anatomischen Anomalien des Urogenitaltrakts (z. B. Obstruktion, Blasenentleerungsstörung, Fremdkörper oder Implantate, DK) sind HWI als kompliziert zu werten
Urethritis	Neben Dysurie und Pollakisurie können bei STD auch Juckreiz, Rötung des Harnröhrenausgangs und urethraler Fluor, bei Frauen auch vaginaler Fluor auftreten
Urosepsis (▶ Kap. 14)	Vordergründig sind Fieber, eine Vigilanzminderung, erhöhte Atemfrequenz, Hypotension oder Tachykardie. Dysurische Beschwerden sowie Oligurie oder Anurie sind möglich

(Fortsetzung)

Urologische Differenzialdiagnosen zum Leitsymptom „Dysurie" und ihre Symptomkomplexe	
Prostatitis (▶ Kap. 12)	Zusätzlich zu dysurischen Beschwerden können obstruktive Symptome und Fieber auftreten. Die Schmerzen sind meist sehr stark perineal, können aber auch lumbal auftreten. In der DRU kann die Prostata druckdolent und mit Fluktuationen imponieren
Epididymitis (▶ Kap. 11)	Im Vordergrund stehen subakute skrotale Schmerzen mit duckschmerzhaftem Hoden und Nebenhoden, Fieber, skrotale Schwellung und Rötung. Symptome einer Urethritis können auftreten
Interstitielle Zystitis	Chronische Beschwerden in Form von Schmerzen, Pollakisurie, Nykturie und imperativem Harndrang ohne Nachweis eines mikrobiellen Erregers
Strahlenzystitis/radiogene Zystitis	Pelvine Bestrahlung in der Vorgeschichte, kann mehrere Jahre zurückliegen. Typische Symptome eines HWI, zusätzlich kann bei Harnblasenfistel eine Pneumaturie auftreten
Harnblasenstein	Neben einer Dysurie, können rezidivierende Harnwegsinfektionen, Harnverhalt oder eine unterbrochene Miktion Hinweise auf das Vorliegen von Harnblasensteinen sein. Ursächlich können verschiedene Harnblasenstörungen sein, die zusätzliche Symptome auslösen (BPS, rezidivierende HWI, Restharn, Darmschleimhaut im Harntrakt)
Harnblasenkarzinom	Häufig schmerzlose Makrohämaturie. Seltener irritative Symptome wie Dysurie, starker Harndrang und Pollakisurie

Gynäkologische Differenzialdiagnosen und ihre Symptomenkomplexe	
Adnexitis	Meist akut beginnende Unterbauchschmerzen, Fieber, Übelkeit/Erbrechen, Dysurie, Dyspareunie, palpatorisch einseitige schmerzhafte Resistenz im Unterbauch
Vulvitis/ Vaginitis	Brennende Schmerzen und Juckreiz sowie Dyspareunie sind typische Symptome. Eine Dysurie, Fluor vaginalis und lokale Entzündungszeichen sind möglich

6.3.1 Unkomplizierte Zystitis

Die unkomplizierte Zystitis ist eine Infektion des unteren Harntrakts bei Patient:innen ohne funktionelle oder anatomische Anomalien, Nierenfunktionsstörungen oder urologische Begleiterkrankungen. Die Symptomatik betrifft ausschließlich den unteren Harntrakt und kann in der Regel ambulant therapiert werden.

- **Anamnese**
- Urologisch fokussiert, zusätzlich:
  - Miktionsanamnese
  - Ausschluss komplizierender Faktoren
  - Sexualanamnese
  - Vaginale Beschwerden (Juckreiz, veränderter Ausfluss), urethraler Ausfluss bei Männern
  - Schwangerschaft
  - ACSS ("acute cystitis symptom score")

- **Diagnostik**
- Körperliche Untersuchung (z. B. urethraler Ausfluss? Suprapubische Schmerzen? Flankenklopfschmerz?)
- DRU bei Männern (z. B. schmerzhaft? Prostatitis? Teigig wie bei Prostataabszess?)
- Urinstatus (z. B. Leukozyturie? Nitritnachweis? Erythrozyturie?) und ggf. Urinkultur
- Sonografie des Harntrakts (z. B. Harnstau? Steine?)

- **Therapie**
- Junge und nichtschwangere Patientinnen mit leichten Beschwerden können rein symptomatisch (erhöhte Flüssigkeitsaufnahme, körperliche Schonung, ggf. Antiphlogistika wie z. B. Ibuprofen) therapiert werden.
- Mögliche antibiotische Therapie
  - Fosfomycin-Trometamol 3 g 0–0–1 als Einmalgabe
  - Nitrofurantoin 50 mg 1–1–1–1 für 7 Tage
  - Nitrofurantoin RT Retard (makrokristalline Form) 100 mg 1–0–1 für 5 Tage
  - Pivmecillinam 400 mg 1–0–1 für 3 Tage
  - Cefpodoxim 100 mg 1–0–1 für 5 Tage
- Bei Schwangeren sollten primär Penicillinderivate, Cephalosporine der 2./3. Generation oder Fosfomycin-Trometamol eingesetzt werden.
- Bei jüngeren Männern ohne Beteiligung der Prostata sollten Pivmecillinam und Nitrofurantoin eingesetzt werden.
- Folgende Antibiotika sollen bei der Therapie der unkomplizierten Zystitis nicht als Mittel der ersten Wahl eingesetzt werden: Cefpodoxim, Ciprofloxacin, Cotrimoxazol, Levofloxacin, Norfloxacin, Ofloxacin (in alphabetischer Reihenfolge).

■ Erregerspektrum und Antibiose bei der unkomplizierten Zystitis

Häufigster Erreger der unkomplizierten Zystitis ist Escherichia coli, gefolgt von Staphylococcus saprophyticus, Klebsiella pneumoniae und Proteus mirabilis. Andere Erreger sind selten.

Beachte
- Komplizierende Faktoren müssen ausgeschlossen für die Behandlung als unkomplizierte Zystitis sein
- Gewisse Cephalosporine wie Cefuroxim haben bei oraler Einnahme eine eingeschränkte Bioverfügbarkeit
- Fosfomycin sollte abends nach dem letzten Wasserlassen eingenommen werden (Urin ist nachts am konzentriertesten) und wird dann über 36 h renal wirksam ausgeschieden

Komplizierende Faktoren
Es existiert aktuell keine einheitliche Leitliniendefinition der komplizierenden Faktoren bei HWI. Folgende Faktoren können als komplizierend gewertet werden:
- Schwangerschaft
- Funktionelle oder anatomische Anomalien des Harntrakts
- Urologische Vorerkrankungen (z. B. Urolithiasis, vesikoureteraler Reflux)
- Dauerkatheterversorgung
- Immunkompromittierende Erkrankungen (z. B. Diabetes mellitus)

6.3.2 Unkomplizierte Pyelonephritis

Eine beginnende Infektion des Nierenbeckens ohne Fieber oder andere komplizierende Faktoren kann ähnlich wie die unkomplizierte Zystitis behandelt werden. Sie gehört zu den unkomplizierten HWI des oberen Harntrakts. Für mehr Informationen verweisen wir auf ▶ Kap. 7.

- **Anamnese**
- Urologisch fokussiert, zusätzlich:
    - Miktionsanamnese und dysurische Beschwerden
    - Schmerzsymptomatik
    - Komplizierende Faktoren, Fieber, vegetative Begleitsymptomatik
    - Urologische Vorerkrankungen, anatomische Varianten
    - Rezidivierende Harnwegsinfektionen
    - Schwangerschaft

- **Diagnostik**
- Körperliche Untersuchung (z. B. Flankendruckschmerz? Flankenklopfschmerz?)
- Vitalparameter (z. B. Fieber?)
- Sonografie der Niere und Harnblase zum Ausschluss komplizierender Faktoren (z. B. Nierenbeckenektasie? Abszess der Niere? Restharn?)
- Urinstatus (Leukozyturie? Nitritnachweis? Mikro-/Makrohämaturie?) und ggf. Urinkultur
- Ggf. Blutentnahme, bei Flankenschmerzen, Fieber oder Sepsiszeichen; dann auch mit Blutkulturen und venöser BGA (metabolische Azidose? → Laktat, Bikarbonat, pH-Wert)

Dysurie

- **Therapie**
- Schnellstmöglicher Beginn einer antibiotischen Therapie (kalkuliert)
  - **CAVE**: Hierbei sind die lokale Resistenzlage, patientenbezogene Risikofaktoren (z. B. Kreatinin, Allergien, Schwangerschaft, Nierentransplantation) sowie vorausgehende Urinkulturergebnisse zu beachten.
  - Je nach Erregernachweis in der Urinkultur sollte die Antibiose testgerecht angepasst werden.
- Bei ausreichend gutem Allgemeinzustand und fehlenden komplizierenden Faktoren kann die antibiotische Therapie ambulant erfolgen (vgl. EAU-Leitlinien).
  - Ciprofloxacin 500–750 mg 1–0–1 für 7 Tage
  - Levofloxacin 750 mg 1–0–0 für 5 Tage
  - Trimethoprim sulphamethoxazol 160/800 mg 1–0–1 für 14 Tage
  - Cefpodoxim 200 mg 1–0–1 für 10 Tage
  - Ceftibuten 400 mg 1–0–0 für 10 Tage
- Analgetische Therapie mit z. B. Ibuprofen/Paracetamol + ggf. Pantoprazol

> Die unkomplizierte Pyelonephritis als Folge eines aufsteigenden Harnwegsinfekts muss deutlich von der akuten Pyelonephritis abgegrenzt werden. Bei unklarer oder atypischer Symptomatik sowie Vorliegen von komplizierenden Faktoren, sollte die Behandlung wie bei einer akuten Pyelonephritis erfolgen (▶ Abschn. 7.3.2).

6.3.3 Komplizierter HWI

Ein HWI ist als kompliziert zu werten, wenn Patient:innen zusätzlich zu den dysurischen Beschwerden und einer Infektkonstellation im Urin eine urologische Vorerkrankung, Begleiterkrankungen wie z. B. Diabetes mellitus sowie funktionelle oder anatomische Anomalien des Urogenitaltrakts (z. B. Obstruktion, Blasenentleerungsstörung, Fremdkörper, Dauerkatheter oder Implantate) aufweisen. Je nach Ausprägung der Symptome sollte eine Urosepsis in Betracht gezogen und ausgeschlossen werden.

- **Anamnese**
- Urologisch fokussiert, zusätzlich:
  - Miktionsanamnese und dysurische Beschwerden
  - Schmerzsymptomatik
  - Komplizierende Faktoren, Begleiterkrankungen
  - Urologische Vorerkrankungen, anatomische Varianten
  - Fieber, andere vegetative Begleitsymptomatik
  - Rezidivierende Harnwegsinfektionen
  - Vaginale Beschwerden (Juckreiz, veränderter Ausfluss), urethraler Ausfluss bei Männern
  - Schwangerschaft

- **Diagnostik**
- Körperliche Untersuchung (z. B. urethraler Ausfluss? Suprapubische Schmerzen? Flankenklopfschmerz?)
- Vitalparameter, qSOFA Score (z. B. Fieber, Hypotonie, Tachykardie?)

- Urinstatus (z. B. Leukozyturie? Nitritnachweis? Mikro-/Makrohämaturie?) und ggf. Urinkultur
- DRU bei Männern (z. B. Zeichen einer Prostatitis?)
- Sonografie der Nieren und der Harnblase zum Nachweis komplizierender Faktoren (z. B. Nierenbeckenektasie? Abszess der Niere? Restharn? Fremdkörper?)
- Ggf. Blutentnahme, bei Flankenschmerzen, Fieber oder Sepsiszeichen; dann auch mit Blutkulturen und venöser BGA (metabolische Azidose? → Laktat, Bikarbonat, pH-Wert)

- **Therapie**
- Schnellstmöglicher Beginn einer antibiotischen Therapie (kalkuliert)
  - **CAVE**: Hierbei sind die lokale Resistenzlage, patientenbezogene Risikofaktoren (z. B. Kreatinin, Allergien, Schwangerschaft, Nierentransplantation) sowie vorausgehende Urinkulturergebnisse zu beachten.
  - Je nach Erregernachweis in der Urinkultur sollte die Antibiose testgerecht angepasst werden.
  - Antibiose sollte bis 3–5 Tage nach Entfieberung bzw. Beseitigung des komplizierenden Faktors gegeben werden (vgl. EAU Leitlinien).
- Orale Antibiose bei gutem Allgemeinzustand und geringer Schwere der Erkrankung
  - Ciprofloxacin 500–750 mg 1-0-1 für ca. 7 Tage
  - Levofloxacin 750 mg 1-0-0 für ca. 5 Tage
  - Cefpodoxim 200 mg 1-0-1 für ca. 7 Tage
- I.v.-Antibiose bei schweren Verläufen mit Fieber
  - Ceftriaxon 2 g i.v. 1-0-0 für ca. 7 Tage

- Cefotaxim 2 g i.v. 1–1–1 für ca. 7 Tage
- Ceftazidim 2 g i.v. 1–1–1 für ca. 7 Tage
- Ciprofloxacin 400 mg i.v. 1–0–1 für ca. 7 Tage
- Piperacillin/Tazobactam1 4,5 g i.v. 1–1–1 für ca. 7 Tage
- Cefuroxim 1,5 g i.v. 1–1–1 und Gentamicin 160 mg i.v. 1–0–1 für ca. 7 Tage
- Amoxicillin/Clavulansäure 1000/200 mg i.v. 1–1–1 und Gentamicin 160 mg i.v. 1–0–1 für ca. 7 Tage
- Therapie der zugrundeliegenden komplizierenden Faktoren
- Analgetische Therapie mit z. B. Ibuprofen/Paracetamol + ggf. Pantoprazol

■ Indikation zur initialen parenteralen Antibiotikatherapie

Die initiale parenterale Antibiotikatherapie richtet sich nach dem Allgemeinzustand und den Risikofaktoren der Patient:innen. Laborchemische Entzündungsparameter wie CRP und Procalcitonin können für die Entscheidung verwendet werden. Die komplizierenden Faktoren müssen therapiert werden.

6.3.4 Urethritis

Bei einer Infektion der Harnröhre muss auch eine sexuell übertragbare Erkrankung (STD) in Erwägung gezogen werden. Typische Symptome wären Juckreiz, Rötung des Harnröhrenausgangs und urethraler oder vaginaler Fluor.

Dysurie

- **Anamnese**
- Urologisch fokussiert, zusätzlich:
  - Miktionsanamnese
  - Detaillierte Sexualanamnese
  - Vaginale Beschwerden (Juckreiz, veränderter Ausfluss), urethraler Ausfluss bei Männern
  - Schwangerschaft

- **Diagnostik**
- Körperliche Untersuchung (z. B. urethraler Ausfluss? Skrotale oder vaginale Beschwerden?)
- DRU bei Männern (z. B. Zeichen einer Prostatitis?)
- Urinstatus (z. B. Leukozyturie? Nitritnachweis? Mikro-/Makrohämaturie?) und ggf. Urinkultur
- Harnröhrenabstriche für verschiedene STD-Erreger
- Polymerase-Kettenreaktion (PCR) von Abstrich oder Urinprobe für Chlamydien und Gonokokken, ggf. Mykoplasmen
- Sonografie des Harntrakts und vor allem der Hoden → Ausschluss komplizierender Faktoren

Tipp

Vor Entnahme eines Harnröhrenabstrichs sollte wenn möglich eine 2-bis 3-stündige Miktionskarenz eingehalten werden.

- **Therapie**
- Wenn möglich sollte die Therapie nach Erhalt der Erregerdiagnostik testgerecht begonnen werden.
- Sexualpartner:innen sollten mit behandelt werden, um die Ausbreitung von STD zu begrenzen.

- Kalkulierte antibiotische Therapie
    - Doxycyclin 100 mg 1-0-1 p.o. für 7-10 Tage
- Testgerechte antibiotische Therapie nach Erregerdiagnostik
    - Neisseria gonorrhoeae: Ceftriaxon 1 g i.v. und Azithromyzin 1 g p.o. als Einmalgabe
    - Chlamydia trachomatis: Azithromycin 1,0-1,5 g p.o. als Einmalgabe oder Doxycycline 100 mg 1-0-1 p.o. für 7 Tage
    - Mycoplasma genitalium: Azithromycin initial 500 mg p.o., dann 250 mg p.o. 1-0-0 für 4 Tage
    - Ureaplasma urealyticum: Doxycyclin 100 mg 1-0-1 p.o. für 7 Tage oder Azithromycin 1,0-1,5 g p.o. als Einmalgabe
    - Trichomonas vaginalis: Metronidazol 2 g p.o. als Einmalgabe oder *Tinidazol* 2 g p.o. als Einmalgabe

Beachte
- Insbesondere bei entsprechender Klinik auch STD-Erreger bei der Diagnostik berücksichtigen
- Sexualpartner:innen sollten zur Vermeidung von Ping-Pong-Effekten antibiotisch mitbehandelt werden

Literatur

AWMF. S3-Leitlinie zur Epidemiologie, Diagnostik, Therapie, Prävention und Management unkomplizierter, bakterieller, ambulant erworbener Harnwegsinfektionen bei erwachsenen Patienten, Version 1.1 – 2, 2017, AWMF-Register-Nr. 043/044. https://register.awmf.org/assets/guidelines/043-044l_S3_Harnwegsinfektionen_2017-05.pdf. Zugegriffen am 25.11.2023

AWMF. S2K-Leitlinie zur Diagnostik und Therapie der Interstitiellen Cystitis (IC/BPS), Version 1, 2018a, AWMF-Register-Nr. 043/050. https://register.awmf.org/assets/guidelines/043-050l_S2k_Diagnostik_Therapie_Interstitielle_Cystitis_2018-10.pdf. Zugegriffen am 26.11.2023

AWMF. S2K-Leitlinie zu Sexuell übertragbare Infektionen (STI) – Beratung, Diagnostikund Therapie, Version 2, 2018b, AWMF-Register-Nr. 059-006. https://register.awmf.org/assets/guidelines/059-006l_S2k_Sexuell-uebertragbare-Infektionen-Beratung-Diagnostik-Therapie-STI_2019-09.pdf. Zugegriffen am 28.11.2023

AWMF. S2k Leitlinie zur Kalkulierten parenteralen Initialtherapie bakterieller Erkrankungen bei Erwachsenen, Version 2, 2019, AWMF-Register-Nr. 082-006. https://register.awmf.org/assets/guidelines/082-006l_S2k_Parenterale_Antibiotika_2019-08-abgelaufen.pdf. Zugegriffen am 26.11.2023

EAU guidelines on urological infections. Edn. presented at the EAU annual congress Milan March 2023. ISBN 978-94-92671-19-6

Flankenschmerzen

Henrike Beverungen, Carolin Siech und Julian P. Struck

Inhaltsverzeichnis

7.1 **Anamnese und Symptome – 92**

7.2 **Diagnostik – 93**

7.3 **Differenzialdiagnosen – 96**
7.3.1 Urolithiasis – 99
7.3.2 Pyelonephritis – 102
7.3.3 Nierentrauma und retroperitoneales Hämatom – 104

Literatur – 108

© Der/die Autor(en), exklusiv lizenziert an Springer-Verlag GmbH, DE, ein Teil von Springer Nature 2025
C. Siech et al. (Hrsg.), *Mein erster Dienst - Urologie*,
https://doi.org/10.1007/978-3-662-70304-5_7

Das Leitsymptom Flankenschmerz ist häufiger Gegenstand urologischer Konsultationen in der Notaufnahme. Nicht immer liegt dem Flankenschmerz eine urologische Genese zugrunde. Dennoch können typische urologische Erkrankungen wie Steinleiden oder Pyelonephritiden sich in Flankenschmerzen äußern. Der Flankenschmerz kann dabei kolikartig-wellenförmigen Charakter haben oder ein stechender oder dumpfer Dauerschmerzen sein. Nicht selten treten vegetative Begleitsymptomatik wie Schwitzen, Übelkeit und Erbrechen, Schwindel oder Blutdruckveränderungen auf. Des Weiteren können zusätzliche Symptome wie Fieber, Schüttelfrost oder Hämaturie bei der Ermittlung von Differenzialdiagnosen helfen. Eine gründliche Anamnese sowie körperliche Untersuchung helfen bei der Entscheidungsfindung zur Einleitung weitergehender Diagnostik.

7.1 Anamnese und Symptome

Die Anamnese inklusive Symptomerhebung dienen der Evaluation der zugrundeliegenden Ursache und zur Abgrenzung möglicher Differenzialdiagnosen. Folgende Punkte sollten beachtet werden:
- Urologisch fokussiert, insbesondere Miktionsanamnese
- Schmerzanamnese
- *Vorliegen einer vegetativen Begleitsymptomatik wie Fieber, Schüttelfrost oder Übelkeit*
- *Vorliegen urologischer Vorerkrankungen/-operationen (z. B. Steinanamnese, Infekte, Implantate im Harntrakt)*

- *Vorliegen von Begleiterkrankungen, die das Risiko für eine Harnstauungsniere erhöhen (z. B. Tumorerkrankungen, abdominelle Eingriffe, M. Ormon)* (z. B. Tumorerkrankungen, abdominelle Eingriffe, M. Ormond)?
- Wurden schwere Lasten gehoben oder könnte ein sonstiger Grund für eine muskuloskelettale Genese vorliegen?
- Medikation (z. B. Analgetika)

7.2 Diagnostik

- **Körperliche Untersuchung**
- Urologisch fokussiert, wie in ▶ Kap. 1 beschrieben, insbesondere Flankendruckschmerz und Flankenklopfschmerz
- Erheben der Vitalparameter (Ausschluss Sepsis/Schock)

> **Eine gezielte Anamnese und körperliche Untersuchung können wegweisend für die Einschätzung der Pathogenese sowie die Einleitung weiterführender Diagnostik sein. Kolikartiger Flankenschmerz stellt das Leitsymptom der Ureterolithiasis und damit einer häufigen urologischen Notfalldiagnose dar.**

- **Erweiterte Diagnostik**
- Ggf. Blutentnahme, ggf. Gerinnungsparameter bei geplanter Operation, ggf. weitere Laborparameter wie z. B. Herz- oder Pankreasenzyme sowie Cholestaseparameter je nach abzugrenzender Differenzialdiagnose
- Urinstatus und ggf. Urinkultur

Bildgebende Diagnostik
- Sonografie des Harntrakts (Harnstau? Harnverhalt? Implantate erkennbar?)
- Nativröntgen des Harntrakts (nur röntgendichte Steine kommen zur Darstellung)
- Natives Low-dose-CT des Abdomens (Urolithiasis? Zysten? Nierenabszess?). Falls Analgesie erfolgreich und keine Entzündungskonstellation vorliegt, kann die CT-Bildgebung auch verzögert, z. B. am nächsten Tag, erfolgen.

> Die Sonografie des Harntrakts sowie das native Low-dose-CT des Abdomens stellen wegweisende bildgebende Verfahren zur Abklärung einer Urolithiasis dar.

Checkliste: Management der Nierenkolik			
Was?	**Wann?**	**Wer?**	**Wo?**
Vitalparameter erheben (Blutdruck, Temperatur, Puls, O_2-Sättigung)	Sofort	Pflege	Notaufnahme
Venenzugang legen Blutentnahme mit venöser BGA Beginn analgetische Therapie mit Metamizol 1 g i.v., Paracetamol 1 g i.v. und/oder Piritramid 7,5 mg i.v. je nach Beschwerdebild	Sofort bei Status colicus	Dienstärzt:in/ Pflege	Notaufnahme/ Bett

Flankenschmerzen

Checkliste: Management der Nierenkolik			
Was?	**Wann?**	**Wer?**	**Wo?**
Dimenhydrinat i.v. und analgetische Therapie mit Diclofenaczäpfchen 100 mg erwägen	Bei Übelkeit/Erbrechen	Dienstarzt/ Pflege	Notaufnahme/ Bett
Vorsichtige Flüssigkeitssubstitution i.v.		Dienstarzt/ Pflege	Notaufnahme/ Bett
Urinsieb austeilen	Status colicus	Pflege	Notaufnahme
Ggf. natives Low-dose-CT anmelden	Nach Erstsichtung	Dienstarzt	Notaufnahme/ Station
Info an Hintergrunddienst, OP-Bereitschaftspflege, Anästhesie und (Intensiv)station, falls OP indiziert	Nach Erstmaßnahmen	Dienstarzt	An einem ruhigen Ort
Harnleiterschienung oder Nephrostomiekatheteranlage		Dienstarzt/ Hintergrunddienst	OP/ Funktionsbereich

> **Tipp**
>
> Erstmaßnahmen dienen in erster Linie der Symptomkontrolle und Medikamente werden zum größten Teil i.v. verabreicht. Die i.v.-Flüssigkeitssubstitution sollte bei vorhandener Harnstauung nur vorsichtig eingesetzt werden, da die Gefahr einer Fornixruptur besteht.

7.3 Differenzialdiagnosen

Die Differenzialdiagnosen von Flankenschmerzen sind vielfältig. Im Folgenden wird auf drei wichtige und häufige Diagnosen ausführlicher eingegangen.

Urologische Differenzialdiagnosen zum Leitsymptom „Flankenschmerz" und ihre Symptomenkomplexe	
Urolithiasis (Nephrolithiasis, Ureterolithiasis)	Einseitige Symptomatik, kolikartiger Schmerzcharakter, häufig Beginn in Morgenstunden, Ausstrahlung in Rücken, Leiste oder Genitale, Übelkeit, Erbrechen, Mikro- gelegentlich Makrohämaturie, positive Eigen- und/oder Familienanamnese
Pyelonephritis, Nierenabszess	Begleitend oder zeitlich vorausgehend dysurische Beschwerden, Fieber/Schüttelfrost, konstanter Schmerzcharakter, schleichende Symptomatik

Flankenschmerzen

Urologische Differenzialdiagnosen zum Leitsymptom „Flankenschmerz" und ihre Symptomenkomplexe

Nierentrauma, retroperitoneales Hämatom	Vorausgehendes Trauma bzw. Operation, abhängig vom Ereignis ein- oder beidseitig, konstanter Schmerzcharakter, Makro- oder Mikrohämaturie, ggf. Kreislaufinstabilität, Flankenhämatom/Prellmarke
Urinom	Vorausgehende Operation (z. B. Nierenteilresektion), einseitige Symptomatik, ggf. Fornixruptur bei Kolik
Nierenarterienembolie, Niereninfarkt	Hämaturie, arterielle Hypertonie, Tachykardie, Oligurie bzw. Anurie
Nierenvenenthrombose	Brustschmerzen, Dyspnoe (**CAVE**: DD Lungenarterienembolie), Fieber, Übelkeit, Erbrechen, Makrohämaturie, Oligurie, Anurie
Symptomatische Harnstauungsnieren bei dekompensierten BPS oder Harnverhalt	Beidseitige Symptomatik, konstanter Schmerzcharakter, arterielle Hypertonie, Tachykardie, ggf. Überlaufinkontinenz, Oligurie oder Anurie

Abdominelle Differenzialdiagnosen und ihre Symptome

Cholezystolithiasis, Cholezystitis	Ggf. Ikterus, ggf. positives Murphy Zeichen, ggf. Abwehrspannung im rechten Oberbauch, ggf. Fieber
Cholangitis, Hepatitis	Schmerz im rechten Oberbauch im Sinne eines Leberdehnungsschmerz, ggf. Ikterus

(Fortsetzung)

Abdominelle Differenzialdiagnosen und ihre Symptome	
Appendizitis	Rechtsseitiger, gelegentlich linksseitiger Unterbauchschmerz, abdominelle Abwehrspannung, Loslassschmerz, positive Appendizitiszeichen
Ileus	Abdominelle Abwehrspannung, geblähtes Abdomen, Übelkeit und Erbrechen, Obstipation
Chronisch entzündliche Darmerkrankungen (M. Crohn, Colitits ulcerosa)	Ggf. abdominelle Abwehrspannung, ggf. Übelkeit und Erbrechen, Veränderungen des Stuhlgangs, häufig Diarrhö

Gefäßerkrankungen als Differenzialdiagnose und ihre Symptome	
(Abdominelles) Aortenaneurysma	In Rücken oder Flanke ausstrahlende Schmerzen, palpabler, pulsierender abdomineller Tumor
Mesenterialarterienverschluss	Stadienhafter Verlauf, Übelkeit, Erbrechen, Diarrhö, „trügerischer Frieden", Schock
Mesenterialvenenthrombose	Inappetenz, Übelkeit, Bauchschmerzen, Blut im Stuhl
Myokardinfarkt	Insbesondere bei Frauen unspezifische Symptome („Eva-Infarkt") wie Oberbauchschmerzen, Unwohlsein, akut einsetzende Angina pectoris, zum Teil Ausstrahlung in linken Arm

Differenzialdiagnosen mit neurogener Ursache und ihre Symptome	
Akute Lumbago, Bandscheibenvorfall	Bewegungsabhängige Rückenschmerzen, nichtkolikartig
Herpes zoster	Dermatomaler Ausschlag, Brennen, Parästhesien auf Dermatom begrenzt
Neuralgien	Ziehend-reißender Schmerzcharakter, Schmerzen im Versorgungsgebiet eines Nerven

7.3.1 Urolithiasis

Im Rahmen einer Urolithiasis wird mindestens ein Konkrement im Bereich des Nierenbeckenkelchsystems, die Nephrolithiasis, oder im Bereich des Harnleiters, eine Ureterolithiasis, nachgewiesen. Bei hieraus resultierender, anhaltender Symptomatik, Harnstau, Infektion oder Nierenfunktionseinschränkung ist eine Therapie erforderlich.

- **Anamnese**
- Urologisch fokussiert, zusätzlich:
  - Schmerzsymptomatik
  - Beobachteter spontaner Steinabgang?
  - Familienanamnese
  - Geplante Reise? (**CAVE**: keine Flugfähigkeit oder KfZ-Führung bei Konkrementen!)

- **Diagnostik**
- Körperliche Untersuchung → Flankenklopfschmerz?
- Sonografie des Harntrakts → Nierenbeckenektasie?
- Urinstatus, ggf. Urinkultur → Mikro-/Makrohämaturie?
- Ggf. Schwangerschaftstest, insbesondere wenn CT oder Operation geplant
- Ggf. Blutentnahme
- **CT-Abdomen,** nativ low dose (Goldstandard)

- **Therapie**
- Suffiziente Analgesie
  - Keine Datenlage für Buscopan
- Konservativer Steinaustreibungsversuch bis 7 mm entsprechend S2k-Leitlinie prinzipiell möglich
  - „Saufen und Laufen" → Steigerung der Trinkmenge auf 2,5–3 l/d und Bewegung
  - Sieben des Urins
  - Fortführung Spasmoanalgesie bis Steintransit
- Operatives Vorgehen
  - Harnableitung (Einlage DJ-Harnleiterschiene vs. PCN-Anlage vs. primäre Steinsanierung mittels Ureterorenoskopie [URS]) in Lokalanästhesie, Analgosedierung oder Intubationsnarkose je nach Patient:in und Klinik → OP-Indikation mit Hintergrunddienst besprechen
  - Besondere aufzuklärende OP-Risiken:
    - Verletzung der Harnröhre, Schließmuskel, Blase, Harnleiter, Niere
    - Schienenbeschwerden, DJ-Okklusion, DJ-Dislokation
    - Röntgenstrahlung

- Ggf., wenn Einlage DJ-Harnleiterschiene frustran → PCN-Anlage
- Ggf. Beginn antibiotischer Therapie bei Infektkonstellation
- Ggf. transurethrale Dauerkathetereinlage
- Maximale Verweildauer des Fremdmaterials im Arztbrief vermerken (PCN max. 8–12 Wochen, DJ in der Regel 3–12 Monate)
- Sekundäre Steinsanierung mittels URS oder perkutaner Litholapaxie (PCNL) planen

- **Indikationen zur Anlage eines Nephrostomiekatheters (PCN) oder einer Harnleiterschiene (DJ/MJ)**
- Ureterolithiasis mit nicht spontan abgangsfähigen Konkrementen (> 7 mm)
- Harnstauungsniere mit drohender Sepsis (deutlich erhöhte Entzündungsparameter, qSOFA-Kriterien) oder Nierenversagen
- Persistierende Schmerzen trotz Analgesie
- Okkludierendes Ureterkonkrement oder Nierenbeckenventilstein mit Fornixruptur und ggf. Urinombildung
- Abszedierende oder sich aggravierende Pyelonephritis mit Begleitureteritis und Harnstau

> Operative Maßnahmen dienen in erster Linie der Entlastung von Stauungszuständen im Harntrakt. Diese umfassen die transurethrale oder suprapubische Katheterableitung bei Harnverhalt und Rückstau in den oberen Harntrakt. Die retrograde Ureteropyleo-

grafie im Rahmen der Harnleiterschienung ist dabei gleichzeitig ein Diagnostikum. Bei drohender Sepsis kann die Ableitung der Nieren auch ohne vorausgehende CT-Diagnostik indiziert sein.

7.3.2 Pyelonephritis

Liegt eine akute Infektion des Nierenbeckens und des Nierenparenchyms vor, so spricht man von einer Pyelonephritis. Diese ist definiert als eine Infektion des oberen Harntrakts.

- **Anamnese**
- Urologisch fokussiert, zusätzlich:
  - Schmerzsymptomatik
  - Fieber, Schüttelfrost, Übelkeit, Erbrechen, starkes Krankheitsgefühl
  - Dysurische Beschwerden
  - Urologische Vorerkrankungen, anatomische Varianten
  - Rezidivierende Harnwegsinfektionen

- **Diagnostik**
- Vitalparameter, qSOFA Score (z. B. Fieber, Tachykardie, Hypotonie?)
- Körperliche Untersuchung inkl. äußeren Genitales (Flankenklopfschmerz und Flankendruckschmerz? Ausschluss anderer Ursachen [z. B. Epididymitis])
- Sonografie der Nieren, Harnblase und ggf. Hoden (z. B. Nierenbeckenektasie? Abszess der Niere? Restharn?)

Flankenschmerzen

- Urinstatus (z. B. Leukozyturie? Nitritnachweis? Mikro-/Makrohämaturie?) und ggf. Urinkultur
- Blutentnahme mit Blutkulturen und ggf. venöser BGA (metabolische Azidose? → Laktat, Bikarbonat, pH-Wert)
- Ggf. CT-Abdomen mit ggf. Kontrastmittel bei sonografisch Verdacht auf Abszedierung der Niere und/oder Verdacht auf Obstruktion bei Nierenbeckenektasie (vorab ggf. Schwangerschaftstest)

- **Therapie**
- Ggf. Wechsel Dauerkatheter (sofort vs. nach testgerechter Anbehandlung), Einlage eines transurethralen Dauerkatheters bei stationärer Aufnahme und schlechtem Allgemeinzustand oder Obstruktion
- Bei Nierenbeckenektasie ggf. Einlage bzw. Wechsel DJ-Harnleiterschiene
- Beginn antibiotische Therapie
  - **CAVE**: Hierbei sind die lokale Resistenzlage, patientenbezogene Risikofaktoren (z. B. Kreatinin, Allergien, Schwangerschaft, Nierentransplantation) sowie vorausgehende Urinkulturergebnisse zu beachten.
  - Kalkuliert ambulant: Cefpodoxim 200 mg p.o. 1–0–1 für mind. 10 Tage, alternativ Cefixim 400 mg 1–0–0 für 10 Tage
  - Kalkuliert stationär: Ceftriaxon 2 g iv 1–0–0, Cefotaxim 2 g iv 1–1–1
  - Ggf. testgerechte Umstellung/Deeskalation der Antibiose nach Erhalt der Urin- und Blutkulturen
  - Im Verlauf (testgerechte) Oralisierung der Antibiose möglich

- Analgetische Therapie mit z. B. Ibuprofen/Paracetamol + ggf. Pantoprazol
- Ggf. Volumensubstitution i.v.
- Ggf. intensivmedizinische Behandlung bei hämodynamisch instabilen Patient:innen
- **CAVE** emphysematöse Pyelonephritis: CT ohne KM zeigt Gasbildung innerhalb der Fascia renalis, klinisch schwere Sepsis → Harnableitung, ggf. Nephrektomie
- **CAVE**: Bei Verdacht auf Enterokokkeninfektion (z. B. Ileumconduit) keine Cephalosporine, da Enterokokkenlücke!

7.3.3 Nierentrauma und retroperitoneales Hämatom

Nierentraumata treten meist im Rahmen von Verkehrsunfällen (oft Dezelerationstraumata), Sportunfällen (bspw. Tritt in Flanke) oder Gewaltdelikten (bspw. Schuss-/Stichverletzung) auf. Dabei werden das Nierenparenchym und zum Teil blutversorgende Gefäße der Niere verletzt. In der Folge kommt es zu Blutungen mit möglicher Ausbildung eines retroperitonealen Hämatoms und ggf. Urinaustritt bei Einriss des Nierenparenchyms bis in das Nierenbecken.

> Es ist ein sofortiges Handeln aufgrund möglicherweise dramatischer Folgen notwendig!

Patient:innen mit einem instabilen Kreislauf und Anhalt für eine aktive Blutung sollten ggf. ohne weiterführende Bildgebung **sofort** operativ/interventionell versorgt werden. Eine sonografische Untersuchung des Harntrakts im Schockraum ist jedoch zumeist möglich.

- **Anamnese**
- Urologisch fokussiert, zusätzlich:
  - Auslöser der Beschwerden
  - Flankenschmerzen?
  - Hämaturie?
  - Ggf. Fieber und Harnretention bei verzögerter Vorstellung

- **Diagnostik**
- Vitalparameter (z. B. Hypotonie? Tachykardie? → Schocksymptomatik?)
- Körperliche Untersuchung (äußerliche Veränderungen? [z. B. Hämatom, Einstichstelle, Beule], Abwehrspannung? Tastbare Raumforderung? Schocksymptomatik und ggf. zusätzliche Rippenfrakturen?)
- Sonografie-Niere und FAST (freie Flüssigkeit, Harnstau durch Hämatom/Urinom? Ggf. Dopplersonografie der Nierengefäße)
- Urinstatus (Mikro-/Makrohämaturie?), ggf. Urinkultur
- Blutentnahme und sofortige venöse BGA (relevanter Hb-Abfall? → Transfusion planen?)
- CT-Abdomen mit KM und später venöser (nephrografischer) Phase

AAST-Einteilung der Schwere des Nierentraumas (bei bilateralen Nierenverletzungen wird der Schweregrad um ein Grad erhöht)	
Grad I	Nierenkontusion mit Hämaturie oder subkapsulärem Hämatom, intakte Organkapsel, kein retroperitoneales Hämatom
Grad II	Nierenparenchymeinriss unter 1 cm, Hämatom begrenzt innerhalb der Fascia renalis ohne Zeichen der aktiven Blutung
Grad III	Wie Grad II, jedoch Einriss > 1 cm. Kein Urinextravasat. Zeichen der aktiven Blutung, Hämatom begrenzt innerhalb Fascia renalis
Grad IV	Parenchymeinriss mit Eröffnung Hohlsystem und Urinextravasat. Verletzung der Nierenarterie/-vene mit begrenzter Blutung
Grad V	Komplett zerrissene Niere. Verletzung der Hilusgefäße. Vollständiger Ausfall der Nierendurchblutung mit aktiver Blutung

- **Therapie**
- Wahl der Therapie (konservativ/operativ) sollte **unbedingt** mit dem Hintergrunddienst besprochen werden!
- Konservatives Vorgehen → Bettruhe, regelmäßige Vitalparameterkontrollen, engmaschige Blutbildkontrollen. Bei Veränderung dieser Werte oder der Symptome ist eine **Reevaluation** und ggf. erneute Bildgebung durchzuführen.

Therapieindikationen beim Nierentrauma und retroperitonealen Hämatom

Indikationen zur operativen Freilegung
- Nichtstabilisierbare Kreislaufsituation bei Nierenblutung
- Grad-V-Nierenverletzung mit zunehmendem retroperitonealem Hämatom
- Traumatische Trennung von Harnleiter und Nierenbecken
- Begleitende intraabdominelle Verletzungen
- Schusswunden

Indikationen zum konservativen Vorgehen
- Nierentrauma $\leq$ Grad IV ohne Urinextravasat mit stabilisierbarem Kreislauf

Indikation zur selektiven Embolisation
- Bei stabiler Kreislaufsituation, aber signifikanter Blutung bei nicht notwendiger operativer Freilegung

Indikation zur Harnleiterschienung
- Urinombildung

Literatur

AWMF: S2k-Leitlinie zur Diagnostik, Therapie und Metaphylaxe der Urolithiasis, Version 4.0, 2019, AWMF Registernummer: 043/025. https://register.awmf.org/assets/guidelines/043-025l_S2k_Diagnostik_Therapie_Metaphylaxe_Urolithiasis_2019-07_1.pdf. Zugegriffen am 26.05.2023

EAU guidelines on urological infections. Edn. presented at the EAU Annual Congress Madrid, Spain 2025. ISBN 978-94-92671-29-5

EAU guidelines on urological trauma. Edn. presented at the EAU Annual Congress, Madrid 2025. ISBN 978-94-92671-29-5

Makrohämaturie

Nadim Moharam und Maurice Stephan Michel

Inhaltsverzeichnis

8.1 Anamnese und Symptome – 111

8.2 Diagnostik – 113

8.3 Erstmaßnahmen bei ausgeprägter Makrohämaturie – 115

8.4 Differenzialdiagnosen – 117
8.4.1 Urolithiasis – 118
8.4.2 Harnwegsinfektion – 118
8.4.3 Prostatahyperplasie, Prostatakarzinom – 118

© Der/die Autor(en), exklusiv lizenziert an Springer-Verlag GmbH, DE, ein Teil von Springer Nature 2025
C. Siech et al. (Hrsg.), *Mein erster Dienst - Urologie*,
https://doi.org/10.1007/978-3-662-70304-5_8

8.4.4 Harnblasenkarzinom – 121
8.4.5 Trauma – 124
8.4.6 Strahlenzystitis – 124
8.4.7 Ureteroiliakale Fistel – 126

Literatur – 131

Die Makrohämaturie stellt eines der häufigsten urologischen Probleme dar. Stellen sich Patient:innen mit einer Makrohämaturie in der Notaufnahme vor, ist die aufmerksame Ersteinschätzung von entscheidender Bedeutung. Hiervon hängen die Dringlichkeit der Versorgung, der Einsatz diagnostischer Mittel und personeller Ressourcen und selbstverständlich die Prognose der Patient:innen ab.

Die Anamnese und genaue Erhebung der Symptomatik sind für eine zügige Diagnosestellung von enormer Bedeutung. Sind diese erfolgt, sollte zunächst eine fokussierte körperliche Untersuchung, ggf. eine Blutentnahme und eine Sonografie folgen. Die weitere Diagnostik und Therapie richtet sich nach den Untersuchungsergebnissen und dem Risikoprofil der Patient:innen.

8.1 Anamnese und Symptome

Die Anamneseerhebung bei Patient:innen mit Makrohämaturie ist ein entscheidender Schritt, um Hinweise auf die zugrunde liegende Ursache zu erhalten. Eine sorgfältige und systematische Befragung der Patient:innen kann dabei helfen, wichtige Informationen zu sammeln und die Diagnosestellung zu erleichtern. Die meisten Patient:innen mit Makrohämaturie präsentieren sich kreislaufstabil und sind anamnestizierbar. Makrohämaturien können sich jedoch auch bis hin zum hämorrhagischen Schock darstellen.

- **Anamnese der Symptomatik**
- Beginn und Dauer der Makrohämaturie: plötzliches Einsetzen, rezidivierend oder chronisch, kontinuierlich oder intermittierend
- Schwere des Blutverlusts und Eigenschaften: frischblutig, hellrot, altblutig, dunkelrot, rosé, Koagelabgang, längliche, wurmartige Koagel
- Dysurie, Schmerzen im Unterbauch
- Flankenschmerzen
- B-Symptomatik: Nachtschweiß, Gewichtsverlust, Fieber
- Müdigkeit oder Schwäche
- Trauma

- **Anamnese von Vorerkrankungen und Therapien**
- Urologische Vorerkrankungen (z. B. Prostatahyperplasie, Urothelkarzinom, Urolithiasis, Tumoren des oberen Harntrakts?)
- Harnwegsinfektionen
- Nephrologische Erkrankungen (z. B. Glomerulonephritis, polyzystische Nierenerkrankungen
- (Endo)urologische Eingriffe?
- Vorliegen von Begleiterkrankungen (z. B. Hämophilie, Diabetes mellitus, arterielle Hypertonie, abdominelle Tumoren?)
- Vorangegangene Bestrahlung (im Beckenbereich)
- Medikation (z. B. Thrombozytenaggregationshemmer und/oder Antikoagulanzien, weitere Medikamente wie Zytostatika, z. B. Rifampicin, können eine Rotfärbung des Urins verursachen)

- **Sozial- und Berufsanamnese**
- *Rauchanamnese: Rauchstatus (aktiv, sistiert) und kumulative Pack Years*
- Berufsanamnese: Kontakt mit Farben, Lösungsmitteln, Lacken und/oder Chemikalien z. B. in Chemie- und Gummiindustrie, Friseur:innen, Maler:innen
- Alkoholkonsum
- Drogenkonsum
- Sexuelle Aktivität und besondere Praktiken: z. B. Harnröhrenstimulation, sog. „sounding"

8.2 Diagnostik

- **Körperliche Untersuchung**
- Urologisch fokussierte Untersuchung:
  - Palpation des Abdomens, insbesondere des Unterbauchs (z. B. Globus vesicalis, Druckschmerz, palpable Tamponade, Nierenlagerklopfschmerz)
  - Untersuchung des äußeren Genitals (z. B. Koagel, Hämatome)
  - Ggf. anschließend DRU (z. B. vergrößerte, schmerzhafte, suspekte Prostata)

- **Sonografie**

> Die Sonografie eines Organs sollte immer in 2 Ebenen erfolgen! Sonografische Befunde sind immer zu dokumentieren. Sofern möglich, sollte eine grafische Befunddokmentation erfolgen.

Aspekte, die bei der Beurteilung der **Harnblase** wichtig sind:
- Konfiguration: normalerweise nahezu dreiecksförmig, Divertikel (Hinweis auf subvesikale Ostruktion)
- Füllungszustand (abhängig von der letzten Miktion): prall gefüllt, Restharn (nach Miktion)
- Raumforderungen: Harnblasentamponade (meist echoinhomogene rundliche Struktur, zumeist relativ scharf abgegrenzt, nicht perfundiert), Tumor (zumeist exophytisch, perfundiert), Blasenstein
- Weitere Auffälligkeiten: Sediment (Hinweis auf Infektion), Prostatamittellappen

Aspekte, die bei der Beurteilung der **Nieren** wichtig sind:
- Konfiguration: Größe und Lage (Faustregel „4711" also $11 \times 4 \times 7$ cm, Auffälligkeiten im Seitenvergleich, Schrumpfniere)
- Parenchym: Isoechogen (vgl. zu Leber- und Milzparenchym), Markpyramiden darstellbar, Perfusion
- Nierenbeckenkelchsystem: Ektasie
- Raumforderungen: blande Zysten (glatt berandet, rundlich, ohne Septierungen oder Verkalkungen), suspekte Zysten, Nephrolithiasis (hyperechogene Struktur, mit dorsaler Schallauslöschung), Tumoren (perfundierte, echoinhomogene Strukturen)

■ Urinuntersuchungen

Bei ausgeprägter Makrohämaturie ist ein Urinschnelltest (U-Stix) oft nicht verwertbar, die Anlage einer Urinkultur sollte jedoch stets erfolgen. Weiterhin kann bei sehr schwacher Makrohämaturie oder bei Mikrohämaturie ein Urinsediment hilfreich sein.

■ Erweiterte Diagnostik

Eine neu aufgetretene Makrohämaturie sollte nach Erstversorgung (Ausräumung einer Blasentamponade, Spülung der Blase) im Verlauf mittels Urethrozystoskopie und ggf. mittels Computertonografie (CT) des Abdomens mit Ablaufphase (auch: Spätphase, urografische Phase, oder CT-Urogramm) zur Beurteilung des oberen Harntrakts abgeklärt werden.

8.3 Erstmaßnahmen bei ausgeprägter Makrohämaturie

- Anamnese und Untersuchung
- Sonografie
- Venenzugang, Blutentnahme, ggf. Bestimmung von Blutgruppe und Bestellung von Erythrozytenkonzentraten
- Urinstatus und Anlage Urinkultur
- Bei Harnblasentamponade:
  - Einlage eines Spülkatheters und Ausräumung der Tamponade
  - Adäquate Analgesie
  - Kreislaufstabilität beachten (bei Ausräumen von großen Tamponaden ggf. kontinuierliches Monitoring)
  - Nach Ausräumung der Tamponade → Dauerspülung der Harnblase

> Bei ausgeprägter Makrohämaturie und dem Verdacht auf einen relevanten Blutverlust (blasser Patient, Tachykardie, Hypotonie, Schock) sollten neben einem Blutbild und der Bestimmung der Gerinnung sowie den Basisparametern der klinischen Chemie (Kreatinin, Harnstoff, Elektrolyte, CRP) zudem Erythrozytenkonzentrate eingekreuzt werden!

Tipp zur Ausräumung einer Harnblasentamponade

Die Ausräumung einer Tamponade sollte am besten zu zweit erfolgen. Bei großen Tamponaden empfehlen sich spezielle 1-lumige Katheter mit größeren Löchern an der Katheterspitze. Über diese kann eine große Tamponade effizienter ausgeräumt werden. Bei kleineren Tamponaden kann ein 3-lumiger Spülkatheter (18–24 Charrière) verwendet werden, der anschließend direkt in der Blase geblockt wird. Bei größeren Tamponaden kann es zudem hilfreich sein, sich sonografisch die Tamponade und gleichzeitig die Katheterspitze darzustellen – am besten im Sagittalschnitt. So kann die Tamponade „sonographisch gesteuert" ausgeräumt werden.

8.4 Differenzialdiagnosen

Es gibt viele Ursachen für eine Makrohämaturie.

Urologische Differenzialdiagnosen zum Leitsymptom (Makrohämaturie) und ihre Symptomenkomplexe	
Urolithiasis	Plötzlich einsetzende, starke, kolikartige einseitige Flankenschmerzen, häufig stechender Schmerzcharakter, ggf. Ausstrahlung in die Leiste, Skrotum bzw. Schamlippe
Harnwegsinfektion	Begleitende oder vorhergehende Dysurie, Pollakisurie, ggf. Fieber und Minderung Allgemeinzustand, ggf. Beckenschmerzen
Prostatahyperplasie (Varizenblutungen) und/oder Protatakarzinom	Auffällige Miktionsanamnese (Pollakisurie, Nykturie, Urge-Inkontinenz), nicht zwingend schmerzhaft, höheres Alter
Harnblasenkarzinom und/oder Tumoren des oberen Harntrakts	Meist schmerzlos, unterschiedliche starke Ausprägung bis zum hämorrhagischen Schock, rezidivierende Makrohämaturie, oftmals positive Rauch- oder Berufsanamnese
Trauma	Anamnese, Schmerzen und Hämatom im Bereich des Traumas, unterschiedliche Ausprägung bis hin zum hämorrhagischen Schock
Glomerulonephritis	Zumeist schmerzlos, ggf. begleitende Ödeme, Hypertonie

Urologische Differenzialdiagnosen zum Leitsymptom (Makrohämaturie) und ihre Symptomenkomplexe	
Strahlenzystitis	Onkologische Anamnese, rezidivierende Makrohämaturie, oft schmerzlos, oft stark ausgeprägt bis hin zum hämorrhagischen Schock
Ureteroiliakale Fistel	Sehr stark ausgeprägte Makrohämaturie, onkologische Anamnese (Voroperationen, Stents, Bestrahlung), absoluter Notfall!
Postoperative Blutung	Kürzlich zurückliegende Intervention am Urogenitaltrakt

8.4.1 Urolithiasis

▶ Kap. 7

8.4.2 Harnwegsinfektion

▶ Kap. 6

8.4.3 Prostatahyperplasie, Prostatakarzinom

Eine Prostatahyperplasie kann eine Makrohämaturie auslösen, insbesondere dann, wenn sich Varizen bilden, welche rupturieren und stark bluten können.

Ebenso kann ein Prostatakarzinom insbesondere bei Infiltration der Blase auch zu einer Makrohämaturie führen.

- **Anamnese**
- Miktionsanamnese: Harnstrahlabschwächung, Dysurie, Pollakisurie, Nykturie, Restharngefühl, Urge-Inkontinenz
- Begleiterkrankungen, urologische Vorerkrankungen und Voroperationen
- Medikation (z. B. Thrombozytenaggregationshemmer und/oder Antikoagulanzien)

- **Diagnostik**
- Urologisch fokussierte körperliche Untersuchung
- DRU: Prostata vergrößert, prall-elastisch als Hinweis auf eine benigne Prostatahyperplasie (BPH), Verhärtung und fehlende Schleimhautverschieblichkeit als Hinweis auf ein Prostatakarzinom, Schmerzen und Fluktuationen als Hinweis auf eine Prostatitis oder einen Prostataabszess
- Urinstatus und ggf. Anlage Urinkultur
- Blutentnahme (inklusive Blutbild, Retentionsparameter, Gerinnung, prostataspezifisches Antigen [PSA])
- Sonografie
    - Harnblase: Tamponade, Divertikel, sichtbarer intravesikaler Prostatamittellappen, Blasensteine
    - Nieren: Harnstau, ggf. beidseits als Hinweis für ein Korbhenkelphänomen
    - Ggf. transrekatale Sonografie (TRUS): Bei auffälliger DRU insbesondere bei Schmerzen zum Ausschluss eines intraprostatischen Abszesses, genauere Bestimmung der Prostatagröße

- Anschlussdiagnostik
  - Urethrozystoskopie zum Ausschluss anderer Blutungsursachen
  - Multiparametrische Magnetresonanztomografie (mpMRT) der Prostata: bei suspekter DRU, eleviertem PSA-Wert und/oder auffälligem PSA-Quotient
  - Prostatastanzbiopsie: bei auffälliger DRU, elevierten PSA-Wert bzw. auffälligem PSA-Quotienten, Prostate Imaging-Reporting and Data System, gefolgt von (PI-RADS) Läsion $\geq$ 3 im mpMRT

- **Therapie**
- Bei ausgeprägter Makrohämaturie: Einlage eines Spülkatheters, ggf. Ausräumung einer Harnblasentamponade
- Sofern internistisch vertretbar vorübergehendes Pausieren der Antikoagulation
- Bei ausgeprägter Restharnbildung (Richtwert sind > 100 ml, insbesondere bei Begleitkomplikationen wie Infektionen, Harnstauungsnieren: Einlage eines Dauerkatheters [DK])

Häufigste medikamentöse Therapie der BPH
- **Selektive α-1-Inhibitoren**, sog. „α-Blocker" stellen die häufigste medikamentöse Therapie der BPH dar. Sie führen zu einer Entspannung der glatten Muskulatur der Prostata und des Blasenhalses und führen so zu einer erhöhten Urinflussrate. Hierbei ist zu beachten, dass α-1-Inhibitoren eine retrograde Ejakulation verursachen können. Hierüber sollte der Patient aufgeklärt werden. Weiterhin können α-1-Inhibitoren eine orthostatische Hypotension verursachen. Ins-

besondere bei sturzgefährdeten Patienten sollte gut evaluiert werden, ob die Einnahme morgens oder abends erfolgt, um Sturzereignissen vorzubeugen.
  – Therapievorschlag: Tamsulosin 0,4 mg 1-mal tgl.
- **5-α-Reduktase-Inhibitoren** führen zu einer verminderten Umwandlung von Testosteron in Dihydrotestosteron und so zu einer Rückbildung der Prostatahyperplasie. Hierbei ist zu beachten, dass es 4–6 Monate bis zum Wirkeintritt dauern kann. Unerwünschte Wirkungen sind Potenzstörungen und Libidoverlust.

Operative Therapie der BPH
- Es gibt zahlreiche operative und interventionelle Verfahren zur Behandlung der BPH. Die „subvesikale Desobstruktion" stellt hierbei ein Standardverfahren in der Urologie dar.
- Absolute Indikationen für eine operative Therapie:
  - Rezidivierende Makrohämaturie
  - Urosepsis
  - Bildung von Blasensteinen
  - Rezidivierende Harnverhaltung
  - Postrenale Niereninsuffizienz
  - Rezidivierende Harnwegsinfektionen

8.4.4 Harnblasenkarzinom

Eine der häufigen Ursachen für eine (schmerzlose) Makrohämaturie ist das Urothelkarzinom der Harnblase. Das Urothelkarzinom kann auch den oberen Harntrakt betreffen, jedoch sind Blasentumore wesentlich häufiger. Bei einem Blasentumor sind die Erkennung der Interventionspflichtigkeit in der Akutsituation und die erweiterte Diagnostik und eine urologische ambulante Anbindung im Verlauf von enormer prognostischer Bedeutung für Patient:innen.

- **Anamnese**
- Urologisch fokussiert, zusätzlich:
  - Miktionsanamnese (z. B. Dysurie, imperativer Harndrang, Pollakisurie?)
  - Risikofaktoren:
    - Rauchanamnese: Rauchstatus (aktiv, sistiert) und kumulative Pack Years
    - Berufsanamnese: Kontakt zu Chemikalien wie aromatischen Aminen (insbesondere Lösemittelindustrie und Gummiindustrien). Bei Verdacht auf ein Urothelkarzinom aufgrund einer beruflichen Exposition zu o. g. Stoffen muss eine Meldung als Verdacht auf eine Berufskrankheit erfolgen!

- **Diagnostik**
- **Basisuntersuchungen**
  - Urinstatus und ggf. Anlage Urinkultur
  - Urinzytologie
  - Sonografie der Nieren und der Blase, Bilddokumentation von auffälligen Befunden
  - Blutentnahme (inklusive Blutbild, Gerinnung, Retentionsparameter, Entzündungsparameter und ggf. Bestellung Erythrozytenkonzentrate)
- **Urethrozystoskopie**
  - Goldstandard zur Visualisierung von Blasentumoren, sollte immer im kurzfristigen Verlauf erfolgen

Makrohämaturie

- **Ureterorenoskopie (URS)**
  - Bei Verdacht auf ein Urothelkarzinom des oberen Harntrakts sollte eine URS mit Biopsie auffälliger Läsionen und einer Urinzytologie erfolgen.
- **Erweiterte Bildgebung**
  - Bei Verdacht auf ein muskelinvasives Urothelkarzinom, ein Urothelkarzinom im Bereich des Trigonums, ein multilokuläres oder High-risk-Urothelkarzinom der Harnblase sollte im Verlauf ein CT-Abdomen mit Spätphase zur Einschätzung der Ausbreitung und zur Abklärung des oberen Harntrakts erfolgen.

Therapie

Erstmaßnahmen

- Bei ausgeprägter Makrohämaturie: Einlage eines Spülkatheters, ggf. Ausräumung einer Harnblasentamponade
- Sofern internistisch vertretbar vorübergehendes Pausieren der Antikoagulation
- Dauerspülung der Harnblase

Entscheidend zur erfolgreichen Ersttherapie einer Makrohämaturie bei einem Urothelkarzinom ist die korrekte Einschätzung eines Interventionsbedarfs. Entscheidende Hinweise hierfür sind:

- Hb-relevante Makrohämaturie
- Kreislaufinstabilität (hämorrhagischer Schock)
- Rezidivierende Tamponaden unter Dauerspülung
- Persistierend starke Hämaturie unter Dauerspülung

Liegt einer dieser Faktoren vor, sollte unbedingt der Hintergrunddienst kontaktiert werden, um die Indikation für eine transurethrale Blutstillung mit stationärer Aufnahme zu besprechen. Liegt eine milde Makrohämaturie vor, kann auch eine ambulante Abklärung erwogen werden.

Die weitere Therapie des Urothelkarzinoms richtet sich nach dem histologischen Ergebnis der TUR-B, der Ausbreitungsdiagnostik sowie dem Gesundheitszustand und Wunsch der Patient:in.

8.4.5 Trauma

▶ Kap. 7

8.4.6 Strahlenzystitis

Die Strahlenzystitis ist eine mögliche Spätkomplikation nach einer Bestrahlung im Beckenbereich. Dieses Krankheitsbild ist häufig für Patient:innen sowie für die behandelnden Ärzt:innen herausfordernd und erfordert bei Komplikationen wie bspw. Fisteln einen interdisziplinären Versorgungsansatz.

- **Anamnese**
- Urologisch fokussiert, zusätzlich:
  - Vorausgehende Strahlentherapie (Lokalisation, Dosis, Dauer, Zeitpunkt?)
  - Symptombeginn

- Symptomatik (Schwere der Hämaturie, rezidivierende Episoden, Begleitsymptomatik, Miktionsanamnese, Hinweise auf eine Fistel, z. B. Pneumaturie, Stuhlabgang?)

- **Diagnostik**
- **Basisuntersuchungen**
    - Urinstatus und ggf. Anlage Urinkultur
    - Urinzytologie
    - Sonografie der Nieren und der Blase, Bilddokumentation von auffälligen Befunden
    - Blutentnahme (inklusive Blutbild, Gerinnung, Retentionsparameter, Entzündungsparameter)
    - Ggf. Bestimmung Blutgruppe und Bestellung von Erythrozytenkonzentraten
- **Planung Anschlussdiagnostik**
    - Urethrozystoskopie zum Ausschluss von Blasentumoren und bei Verdacht auf Fistelung
    - CT bei Verdacht auf Fisteln: Fistelung zu Beckenknochen, Symphyse oder Darm
    - Ggf. Zystogramm bei zystoskopisch nicht nachweisbarer enterovesikaler Fistel jedoch persistierendem klinischem Verdacht

- **Therapie**

Erstmaßnahmen
- Bei ausgeprägter Makrohämaturie: Einlage eines Spülkatheters, ggf. Ausräumung einer Harnblasentamponade
- Sofern internistisch vertretbar vorübergehendes Pausieren der Antikoagulation
- Dauerspülung der Harnblase

Die Therapie der Strahlenzystitis ist häufig komplex. Bei mittelgradig ausgeprägter Hämaturie kann die alleinige Dauerspülung zunächst ausreichend sein. Die Rezidivrate ist jedoch hoch. Bei endoskopisch nichtstillbaren Blutungen kann eine notfallmäßige Zystektomie notwendig sein.

Entscheidend zur erfolgreichen Ersttherapie einer Makrohämaturie bei einer Strahlenzystitis ist die korrekte Einschätzung eines Interventionsbedarfs. Entscheidende Hinweise hierfür sind:

- Hb-relevante Makrohämaturie
- Kreislaufinstabilität (Hämorrhagischer Schock)
- Rezidivierende Tamponaden unter Dauerspülung
- Persistierend starke Hämaturie unter Dauerspülung

Liegt einer dieser Faktoren vor, sollte unbedingt der Hintergrunddienst kontaktiert werden, um die Indikation für eine transurethrale Blutstillung mit stationärer Aufnahme zu besprechen. Liegt eine milde Makrohämaturie vor kann auch eine ambulante Abklärung erwogen werden.

Im Verlauf ggf. Zystektomie bei unstillbarer Makrohämaturie und bei Fistelungen

8.4.7 Ureteroiliakale Fistel

Eine ureteroiliakale Fistel ist eine seltene, jedoch schwerwiegende Komplikation, die eine Verbindung zwischen dem Ureter und einer Iliakalarterie oder -vene bildet. Diese Pathologie kann zu schweren und potenziell lebensbedrohlichen Blutungen führen. Bei klinischem Verdacht sollte umgehend Kontakt mit dem urologischen Hintergrunddienst aufgenommen werden und die Kolleg:innen der Gefäßchirurgie informiert werden.

- **Anamnese**
- Urologisch fokussiert, zusätzlich:
  - Medizinische Vorgeschichte: vorherige Beckeneingriffe, insbesondere urologisch, gynäkologisch und gefäßchirurgisch sowie vorherige Bestrahlung
  - Symptomatik: Schmerzen, Abgang von wurmartigen Koageln, Schwere der Makrohämaturie
  - Medikation (z. B. Thrombozytenaggregationshemmer und/oder Antikoagulanzien)

- **Diagnostik**
- **Basisuntersuchungen**
  - Urinstatus und ggf. Anlage Urinkultur
  - Sonografie der Nieren des Retroperitoneums und der Harnblase, Bilddokumentation von auffälligen Befunden
  - Blutentnahme (inklusive Blutbild, Gerinnung, Retentionsparameter, Entzündungsparameter und ggf. Bestimmung Blutgruppe und Bestellung von Erythrozytenkonzentraten)
  - CT-Abdomen mit arterieller und venöser Phase

- **Therapie**

Die Therapie einer ureteroiliakalen Fistel erfolgt in aller Regel in Absprache zwischen interventioneller Radiologie, Gefäßchirurgie und Urologie.

- **Basismaßnahmen**
  - Bei ausgeprägter Makrohämaturie: Einlage eines Spülkatheters, ggf. Ausräumung einer Harnblasentamponade
  - Sofern internistisch vertretbar vorübergehendes Pausieren der Antikoagulation
  - Dauerspülung der Harnblase
- **Erweiterte Maßnahmen**
  - Ggf. Einlage einer DJ-Schiene zur temporären Verringerung der Blutung und Sicherstellung des Harnabflusses
  - Nach interdisziplinärer Rücksprache sind die Möglichkeiten der Versorgung in aller Regel
    - Endovaskuläre Behandlung durch die interventionelle Radiologie oder Gefäßchirurgie
    - Gefäßchirurgischer Ersatz der betroffenen Gefäße ggf. mit Ureterrekonstruktion

Checkliste Makrohämaturie			
Was?	Wann?	Wer?	Wo?
Vitalparameter erheben (Blutdruck, Puls, Atemfrequenz, O_2-Sättigung)	Sofort, zum Ausschluss einer Schocksymptomatik	Pflege	Notaufnahme/ Bett
Venenzugang, Blutentnahme inkl. Gerinnung	Zügig, insbesondere bei ausgeprägter Makrohämaturie	Dienstärzt:in/ Pflege	Notaufnahme/ Bett

Makrohämaturie

Checkliste Makrohämaturie			
Was?	**Wann?**	**Wer?**	**Wo?**
Bestimmung Blutgruppe und Bestellung Blutprodukte	Bei ausgeprägter Makrohämaturie und/oder Schocksymptomatik	Dienstärzt:in	Notaufnahme/Bett
Intravenöse Flüssigkeitssubstitution	Bei Kreislaufinstabilität	Dienstärzt:in/Pflege	Notaufnahme/Bett
Urinsichtprobe, Urinstatus und ggf. Urinkultur	Je nach Situation, spätestens vor Beginn der Dauerspülung	Pflege	Notaufnahme
Sonografie Abdomen insbesondere Nieren und Blase	Zügig, je nach Schwere der Makrohämaturie	Dienstärzt:in	Notaufnahme/Bett
Ggf. Einlage eines Spülkatheters und manuelle Evakuation einer Blasentamponade sowie Beginn einer Dauerspülung	Zügig, je nach Schwere der Makrohämaturie	Dienstärzt:in	Notaufnahme/Bett

Checkliste Makrohämaturie			
Was?	**Wann?**	**Wer?**	**Wo?**
Ggf. Anmeldung CT	Bei stärkster Makrohämaturie ohne Besserung unter Dauerspülung und auffälliger Anamnese zum Ausschluss einer ureteroiliakalen Fistel	Dienstärzt:in	Notaufnahme/ Bett
Ggf. stationäre Aufnahme hierzu Information an Station und Hintergrunddienst	Nach Erstmaßnahmen	Dienstärzt:in	An einem ruhigen Ort
Ggf. transurethrale Blutstillung	Bei stärkster Makrohämaturie ohne Besserung unter Dauerspülung und/oder nicht manuell evakuierbarer Blasentamponade	Dienstärzt:in/ Hintergrunddienst	*OP/ Funktionsbereich*

> **Tipp**
>
> Die Erstmaßnahmen dienen der Erkennung von schweren Fällen der Makrohämaturie. Eine stationäre Aufnahme kann bei ausgeprägter Makrohämaturie notwendig sein, häufig reicht jedoch eine geplante, ggf. ambulante Abklärung. Eine stationäre Aufnahme kann zur Blasenspülung notwendig sein. Eine sofortige CT-Bildgebung oder eine Intervention wie die *transurethrale Blutstillung* sind jedoch nur bei schweren Verläufen notwendig.

Literatur

Babjuk M, Burger M, Capoun O et al (2022) European association of urology guidelines on non-muscle-invasive bladder cancer (Ta, T1, and Carcinoma in Situ). Eur Urol 81(1):75–94. https://doi.org/10.1016/j.eururo.2021.08.010

Das A, Lewandoski P, Laganosky D, Walton J, Shenot P (2016) Uretero-arterial fistula: a review of the literature. Vascular 24(2):203–207. https://doi.org/10.1177/1708538115585261

Deutsche Gesellschaft für Urologie e. V (Hrsg) S2e-Leitlinie Diagnostik und Therapie des Benignen Prostatasyndroms (BPS), Langversion 5.0, 2023, AWMF- Registernummer: 043-034. https://www.urologenportal.de/fachbesucher/wirueberuns/dgu/leitlinien-der-deutschen-gesellschaft-fuer-urologie.html. Zugegriffen am 13.05.2024

Pascoe C, Duncan C, Lamb BW et al (2019) Current management of radiation cystitis: a review and practical guide to clinical management. BJU Int 123(4):585–594. https://doi.org/10.1111/bju.14516

Harnverhalt

Frank Benzing und Julian P. Struck

Inhaltsverzeichnis

9.1 Anamnese und Symptome – 135

9.2 Diagnostik – 137

9.3 Therapie – 138
9.3.1 Erstmaßnahmen – 138
9.3.2 Weitere Erstmaßnahmen – 142
9.3.3 Medikation – 143

9.4 Differenzialdiagnosen – 143
9.4.1 Überlaufblase – 143
9.4.2 Dekompensierter oberer Harntrakt – 144

© Der/die Autor(en), exklusiv lizenziert an Springer-Verlag GmbH, DE, ein Teil von Springer Nature 2025
C. Siech et al. (Hrsg.), *Mein erster Dienst - Urologie*,
https://doi.org/10.1007/978-3-662-70304-5_9

9.4.3 Makrohämaturien und
Blasentamponade – 145

Literatur – 146

9.1 Anamnese und Symptome

Der Harnverhalt zeichnet sich durch das Unvermögen aus, Urin auf normalem Wege, also via naturalis, aus der Harnblase entleeren zu können. Betroffene zeigen in der Regel eine massiv gefüllte Harnblase einhergehend mit stärksten Unterbauchschmerzen und Harndrang, die in der weiteren Abklärung auch als andere Diagnosen fehlgedeutet werden können. Die Schmerzsymptomatik baut sich eher langsam auf und kulminiert mit dem Erreichen des maximalen Füllungsvolumens der Harnblase. Diese Situation muss als ein akuter Notfall gewertet werden. Hieraus können Komplikationen nicht nur für den oberen Harntrakt, sondern im Extremfall zudem eine Perforation der Harnblase resultieren. Man unterteilt in infravesikale (benigne Prostatahyperplasie, Blasenhalssklerose, Prostatakarzinome, Blasen- sowie Harnröhrentumore, Harnröhrenstriktur, Fremdkörper) sowie supravesikale, neurogene Ursachen (Polyneuropathie bei Diabetes mellitus, Traumata, Detrusor-Sphinkter-Dyssynergien, Diskusprolaps) oder psychogen Ursachen.

In der Ursachenabklärung eines Harnverhalts sollten folgende Aspekte bedacht werden:
- Bestehen Nerven- oder Muskelschädigungen?
- Liegt eine Obstruktion des Harntrakts vor, z. B. durch Fremdkörper, Stein oder Prostatahyperplasie?
- Liegen offensichtliche Verletzungen (Traumata, Operationen) vor?
- Besteht eine chronische degenerative Erkrankung, die die neuronale Blasenfunktion beeinflussen kann, z. B. Morbus Parkinson, multiple Sklerose (MS), Bandscheibenerkrankungen?

- Können Medikamenteneinnahmen (akut und chronisch) ursächlich sein?
- Wurden Drogen konsumiert?

Folgende Medikamentengruppen haben das Potenzial, als Nebenwirkung einen Harnverhalt auszulösen und sollten im Rahmen der Anamneseerhebung abgefragt werden:

1. **Anticholinergika**: Anticholinergika werden z. B. zur Behandlung einer überaktiven Harnblase verschrieben. Sie können gerade in höherer Dosierung zum Harnverhalt führen, indem sie die Blasenmuskulatur lähmen.
2. **Antidepressiva**
   a. Trizyklische Antidepressiva wie Amitriptylin können einen Harnverhalt verursachen (anticholinerge Wirkung am Detrusor, α-adrenerge Wirkung am Blasenhals, ZNS-Wirkung sowie sedierende Wirkung).
   b. Blockierende Wirkung auf α-Adrenozeptoren, was zu einer Entspannung der Muskulatur an Blasenauslass und Urethra führen kann
   c. Serotoninwiederaufnahmehemmer (SSRI) können selten zum Harnverhalt führen (psychogen, serotonerg).
3. **Antihistaminika der 1. Generation**: Bestimmte ältere Antihistaminika können ebenfalls die Blasenmuskulatur beeinflussen und somit einen Harnverhalt verursachen. Dieser beruht auf anticholinergen Effekten sowie zentrale Wirkungen mit Beeinflussung des Miktionszentrums. Zu den älteren Antihistaminika zählen z. B. Diphenhydramin, Chlorphenamin und

auch Hydroxyzin (welches auch als Anxiolytikum verwendet wird).
4. **Schmerzmittel**: Opioide wie Morphin können die Blasenfunktion beeinträchtigen und zu einer Harnverhaltung führen.

> Die mit Abstand häufigste Ursache des Harnverhalts beim Mann ist das benigne Prostatasyndrom (BPS). Zusätzlicher Alkoholkonsum bei bereits bestehendem BPS erhöht die Wahrscheinlichkeit eines Harnverhalts.

9.2 Diagnostik

- **Körperliche Untersuchung**

In der körperlichen Untersuchung lässt sich oftmals die Verdachtsdiagnose des Harnverhalts erhärten.
- Tastbarer Unterbauchtumor oberhalb der Symphyse bis im Extremfall zum Bauchnabel
- Äußeres Genitale: Anomalien der Harnröhre (z. B. Hypospadie, Epispadie) oder Vorhaut (z. B. Phimose), Verletzungen
- DRU: Prostata vergrößert, prall-elastisch als Hinweis auf eine benigne Prostatahyperplasie (BPH), Verhärtung und fehlende Schleimhautverschieblichkeit als Hinweis auf ein Prostatakarzinom, Schmerzen und Fluktuationen als Hinweis auf eine Prostatitis oder einen Prostataabszess.

> **Tipp**
>
> Die Wahrung der Intimsphäre bei der Untersuchung des äußeren Genitals ist von großer Bedeutung und steht an oberster Stelle.

▪ Erweiterte Diagnostik

Zur Sicherung der Diagnose nehmen neben einer entsprechenden Anamnese und körperlichen Untersuchung folgende Verfahren eine zentrale Rolle ein:

- Sonografie des Abdomens inklusive Nieren und Harnblase (z. B. prall gefüllte Harnblase? Nierenbeckenektasie?)
- CT-Abdomen: in Ausnahmefällen und insbesondere zur Differenzialdiagnostik bei unspezifischen Unterbauchbeschwerden mit unklaren sonografischen Befunden, die die Diagnose des akuten Harnverhalts nicht eindeutig bestätigen lassen

Körperliche Untersuchung und Sonografie sind die wegweisenden Verfahren zur diagnostischen Abklärung des Harnverhalts.

9.3 Therapie

9.3.1 Erstmaßnahmen

Beim Krankheitsbild des akuten oder chronischen Harnverhalts stellt die möglichst zeitnahe Harnableitung mittels transurethralem oder suprapubischem Harnblasenkatheter die wichtigste therapeutische Maßnahme dar.

> Die Katheteranlage stellt einen invasiven Eingriff in die Unversehrtheit der Patient:innen dar und sollte immer durch eine medizinische Indikation, die diese Maßnahme vollumfänglich rechtfertigt, abgesichert sein und zudem gut kommuniziert werden.

Bei der Wahl des Katheters sollten einige anatomische Besonderheiten berücksichtigt werden. Besteht in der Bildgebung oder in der Anamnese der Verdacht einer obstruktiven Ursache auf Grundlage einer vergrößerten Prostata, so sollte ein Tiemann-Katheter bevorzugt werden. Die gebogene Spitze ermöglicht oftmals die sichere Überwindung der obstruierenden Prostata und damit die sichere Platzierung des Katheters in der Harnblase.

Beispiele verschiedener Katheterarten sind zu finden unter https://www.prolife.de/inkontinenz/transurethraler-einmalkatheter/tiemann, z. B.

- 12, 14, 16, 18 CH Silikon- oder Latexdauerkatheter mit Tiemann-Spitze (Männer)
- 12, 14, 16, 18 CH Silikon- oder Latexnelatonkatheter mit gerader Spitze (Frauen)
- Ggf. zentral offene Dufour- oder Nelaton-Spülkatheter oder suprapubische Harnblasenfistelkatheter mit flexiblem (Terumo-)Führungsdraht

> **Tipp**
>
> Bei Männern sind Tiemann-Katheter mit gebogener Spitze zu bevorzugen, da diese den häufig verengten, bulbären und vor allem prostatischen Harnröhrenbereich leichter passieren. Zudem können so Harnröhrenengen besser passiert werden.

> **Tipp**
>
> Werfen sich die flexiblen Silikon- oder Latexkatheter vor der Enge auf, sollte die vorsichtige Einlage eines zentral offenen Katheters mit oder ohne Verwendung eines flexiblen Führungsdrahtes versucht werden.

- **Beobachtung des Patienten**
- Insbesondere bei männlichen Patienten sollte während der Blockung des Katheters genau auf Schmerzen geachtet werden.
- Bei Auftreten von Schmerzen ist die korrekte Positionierung des Katheters in der Harnblase zu überprüfen.

- **Kontrollmaßnahmen**
- Idealerweise erfolgt die Kontrolle der Katheterposition mittels Sonografie.
- Der beginnende Urinfluss in der Katheterableitung ist kein sicheres Kriterium für die korrekte Positionierung.

- **Risiken bei Fehlblockung**
- Gewaltsame Fehlblockung des Katheters in Prostata oder Harnröhre kann zu folgenden Komplikationen führen:
  - Schmerzen
  - Makrohämaturie
  - Septisches Einschwemmen von Bakterien
  - Iatrogene Harnröhrenverletzungen (Via falsa)

- **Alternative bei unüberwindbarer, infravesikaler Obstruktion**
- Wenn die infravesikale Obstruktion nicht überwunden werden kann und eine transurethrale Katheterableitung unmöglich ist:
  - Suprapubische oder zystoskopisch gesteuerte Katheteranlage in Betracht ziehen

Tipp

Die optimale Stichposition für den suprapubischen Katheter liegt in der Mittellinie mit dem Bauchnabel innerhalb von 2 Querfingern über der Symphyse. Zur Vermeidung einer Darmverletzung sollte die Harnblase gut gefüllt sein.
- Durch eine kräftig gefüllte Harnblase wird das Risiko einer intraperitonealen Darmverletzung durch den Strichtrokar deutlich minimiert.

Bei weiblichen Patientinnen muss bei obstruktiven Harnröhrenhindernissen oder einer nicht auffindbaren Harnröhrenöffnung auch von gynäkologischen Begleiterkrankungen (Deszensus, Tumore) ausgegangen werden. Urethralpolypen/Ektropien sollten – soweit einsehbar – ausgeschlossen werden. Die suprapubische Katheterableitung ist unter den zuvor genannten Bedingungen indiziert.

Bei Kontraindikationen zur Anlage eines suprapubischen Harnblasenfistelkatheters (z. B. bekanntes Harnblasenkarzinom, Antikoagulation, Verwachsungsbauch) kann die zystoskopisch geführte Kathetereinlage über Draht eine Option darstellen.

Die sofortige Entlastung der insbesondere chronisch gestauten Harnblase ist Gegenstand kontroverser Diskussionen. Es ist nicht endgültig geklärt, ob eine sofortige Entlastung zu Einrissen der Blasenmukosa und ausgeprägter Makrohämaturie führen kann. Das fraktionierte Ablassen von 500–700 ml Urinportionen über eine Stunde kann diesem vorbeugen. Allerdings liegt hierzu keine belastbare Evidenz vor.

9.3.2 Weitere Erstmaßnahmen

- Urinstatus und ggf. Anlage Urinkultur aus Katheterurin bei Infektkonstellation
- Ggf. Beginn einer kalkulierten Antibiose unter Berücksichtigung der lokalen Resistenzlage
- Bilanzierung des Katheters
- Sonografische Kontrolle des oberen Harntrakts – sind initial vorliegende Harnstauungsnieren wieder entstaut?
- Ggf. Blutentnahme bei Verdacht auf Nierenversagen sowie systemische Infektion (inklusive kleines Blutbild, CRP, Retentionsparameter [Kreatinin, Harnstoff], Elektrolyte [z. B. Kalium])

9.3.3 Medikation

- **Bei Verdacht auf benignes Prostatasyndrom (BPS) als Genese des Harnverhalts:**
  - Rezeptierung eines selektiven α-2-Blockers möglich
    - Beispiel: Tamsulosin 0,4 mg 1-mal/d
    - Wirkung: Relaxation der glatten Blasenhalsmuskulatur
    - Medikament muss aufgesättigt werden.
    - Katheterauslassversuch frühestens 5 Tage nach Beginn der Medikation
- **Frustraner Auslassversuch:**
  - Führt in der Regel zur Notwendigkeit einer operativen Desobstruktion
- **Bei Verdacht auf einen medikamentenassoziierten Harnverhalt:**
  - Medikamente aus ▶ Abschn. 9.1 als mögliche Ursache prüfen
  - Nutzen-Risiko-Abwägung vor Absetzen des Medikaments

9.4 Differenzialdiagnosen

9.4.1 Überlaufblase

Bei einer Überlaufblase handelt es sich um einen Sonderfall des akuten Harnverhalts. Hierbei kommt es zum ungewollten Urinabgang bei Erreichen des maximalen Blasenvolumens, wenn keine weitere Urinspeicherung möglich ist und der Sphinktermechanismus versagt.

- **Symptome:**
  - Unwillkürlicher, teilweise tröpfchenweiser Urinverlust
  - Falscher Eindruck, dass Miktion möglich ist

9.4.2 Dekompensierter oberer Harntrakt

Eine sonografische Übersicht mit anatomisch skizzierter Veränderung des dekompeniserten oberen Harntrakts ist zu finden unter: ▶ sn.pub/6ut7xd.

- **Blasenentleerungsstörung durch Obstruktion**
- Kann zu Harnstau im oberen Harntrakt führen durch Überwindung des Verschlussmechanismus der Ureterostien
- Entsteht durch eine verlängerte Speicherphase und erschwerte oder unzureichende Entleerungsphase

- **Dekompensation des oberen Harntrakts**
- Ureteren und Nierenbecken zeigen verzögerten Urinabfluss oder komplette Abflussbehinderung
- Die Bildgebung zeigt häufig eine Ektasie des Nierenbeckenkelchsystems und/oder der Ureteren
- **Korbhenkelphänomen**: Die Ureteren werden durch eine Prostatahyperplasie angehoben, was in der Bildgebung wie ein „Korbhenkel" an der Blase aussieht

- **Nach Harnableitung**
- Zügige Rückbildung bei akuter Dekompensation
- Sonografische Kontrolle des oberen Harntrakts sowohl bei Erstuntersuchung als auch nach Ableitung erforderlich

- Langanhaltende chronische Abflussstörungen führen auch nach erfolgreicher Ableitung nicht sofort zu einem „schlanken" oberen Harntrakt.

> Insbesondere bei der Entlastung eines chronisch gestauten oberen Harntrakts kann es zu einer reaktiven Polyurie mit täglichen Urinausscheidungen von mehreren Litern kommen. Dies kann insbesondere bei älteren oder trinkunfähigen Patient:innen zu Exsikkosen führen. Daher kann eine stationäre Aufnahme zur Polyurieüberwachung erforderlich sein. Diese umfasst eine Bilanzierung von Ein- und Ausfuhr und ggf. eine i.v.-Flüssigkeitszufuhr.

9.4.3 Makrohämaturien und Blasentamponade

▶ Kap. 8.

Wahl des Katheters

- Einmalkatheter: Schnelle Entlastung und Besserung der Beschwerden möglich.
- Dauerkatheter: Bei Harnverhalt durch Obstruktion zu bevorzugen, da langfristige Ableitung notwendig.

Literatur

S2e-Leitlinie Diagnostik und Therapie des Benignen Prostatasyndroms (BPS). https://register.awmf.org/assets/guidelines/043-034k_S2e_Diagnostik_Therapie_benignes_Prostatasyndrom_2023-04.pdf. Zugegriffen am 25.04.2025.

EAU guidelines on non-neurogenic male lower urinary tract symptoms (LUTS). Edn. presented at the EAU annual congress Paris April 2024. ISBN 978-94-92671-23-3. https://d56bochluxqnz.cloudfront.net/documents/full-guideline/EAU-Guidelines-on-Non-Neurogenic-Male-LUTS-2023.pdf

Anurie

Cristina Cano García, Armir Mešić und Luis A. Kluth

Inhaltsverzeichnis

10.1 Anamnese und Symptome – 150

10.2 Diagnostik – 151

10.3 Differenzialdiagnosen – 154
10.3.1 Postrenale Genese: Harnabflussbehinderung – 154

10.4 Therapie – 156
10.4.1 Indikationen zur Einleitung einer Akutdialysetherapie bei akuter Nierenschädigung – 158

© Der/die Autor(en), exklusiv lizenziert an Springer-Verlag GmbH, DE, ein Teil von Springer Nature 2025
C. Siech et al. (Hrsg.), *Mein erster Dienst - Urologie*,
https://doi.org/10.1007/978-3-662-70304-5_10

| 10.4.2 | Therapie der postrenalen akuten Nierenschädigung – 158 |
| 10.4.3 | Therapie der prärenalen und intrarenalen akuten Nierenschädigung – 159 |

Literatur – 160

Anurie

Die Anurie, definiert als Harnproduktion von weniger als 100 ml pro Tag, ist ein Leitsymptom, das als Akutereignis bei einer hochgradigen Nierenschädigung auftreten kann. Die Klassifikation der akuten Nierenschädigung basiert auf der Lokalisation der zugrundeliegenden Pathologie. Prärenale Ursachen sind für etwa 60 % der Fälle verantwortlich, hauptsächlich bedingt durch eine reduzierte renale Durchblutung. Intrarenale Schädigungen stellen circa 35 % der akuten Nierenschäden dar und sind meist auf tubuläre, glomeruläre oder vaskuläre Läsionen zurückzuführen. Diese können durch eine Vielzahl von Erkrankungen ausgelöst werden, z. B. durch Vaskulitiden, Glomerulonephritiden, Kollagenosen oder lokale Infektionsprozesse wie eine Pyelonephritis oder einen Nierenabszess. Eine durch eine postrenale akute Nierenschädigung bedingte Anurie macht etwa 5 % der Fälle aus. Oftmals liegt eine urologische Ursache in Form einer Harnabflussstörung zugrunde. Dazu zählen angeborene Fehlbildungen, aber auch erworbene Harnabflussbehinderungen auf Höhe des Nierenbeckens, des Harnleiters oder der Harnblase. Als Beispiele sind hier Nieren- oder Harnleitersteine, Tumoren wie auch Harnleiter- oder Urethrastrikturen oder eine benigne Prostatahyperplasie zu nennen. Die Anurie kann sich als isoliertes Symptom einer akuten Nierenschädigung manifestieren oder mit anderen, meist unspezifischen Symptomen wie Flankenschmerzen oder Fieber einhergehen. Eine zügige Diagnostik und Therapie sind entscheidend, um permanente Nierenfunktionseinschränkungen und die Notwendigkeit einer Dialyse zu vermeiden. Die interdisziplinäre Zusammenarbeit zwischen Urologie und Nephrologie ist hierbei essenziell. Die akute Nierenschädigung ist potenziell behandelbar und reversibel. Jedoch ist sie mit einem erhöhten Risiko für die Entwicklung einer chronischen Niereninsuffizienz sowie einer gesteigerten Sterblichkeit verbunden.

10.1 Anamnese und Symptome

Die Anamnese inklusive der Symptomerhebung dient der Evaluation der zugrundeliegenden Ursache und zur Abgrenzung möglicher Differenzialdiagnosen. Folgende Punkte sollten beachtet werden:

- Allgemeine urologische und internistische Anamnese, z. B. Miktionsanamnese (Algurie, Pollakisurie, Hämaturie, Proteinurie = „Schäumen des Urins"), Trinkmenge, abnehmende Diurese, akuter Diureserückgang oder prolongierte Reduktion der Diurese, Belastbarkeit, Gewichtsverlauf, Einlagerung von Ödemen, B-Symptomatik, gastrointestinale Symptome
- Vorliegen von Begleitsymptomen wie Flüssigkeitsverlust durch Erbrechen/Durchfälle, Blutungen oder vorangegangene Infekte/Sepsis, Flankenschmerzen, Schüttelfrost oder Fieber, Arthralgien, Myalgien
- Vorliegen urologischer Vorerkrankungen/-operationen (z. B. Steinanamnese, Harnleiter- oder Urethrastrikturen, Infekte, Implantate im Harntrakt, urologische Tumorerkrankungen wie Tumoren des oberen Harntrakts oder der Harnblase, retroperitoneale Fibrose [Morbus Ormond], Voroperationen am urogenitalen Trakt oder abdominelle Eingriffe)

- Vorliegen internistischer Vorerkrankungen (z. B. Diabetes mellitus, arterielle Hypertonie, onkologische Erkrankungen, vorbestehende Niereninsuffizienz, koronare Herzerkrankung, Herzinsuffizienz, Leberzirrhose, Pankreatitis, Vaskulitiden, Glomerulonephritiden, Kollagenosen)
- Vorangegangene i.v.-Kontrastmittelgabe
- Medikation (z. B. nephrotoxische Medikamente wie nichtsteroidale Antirheumatika [NSAID], Zytostatika oder Aminoglykoside)
- Familienanamnese (z. B. familiäre Nierenerkrankungen)

10.2 Diagnostik

- **Körperliche Untersuchung**
- Urologisch fokussiert, wie in ▶ Kap. 1 beschrieben, insbesondere Flankenklopfschmerz
- Zusätzlich Zeichen der Dehydratation oder eines verminderten Blutvolumens: trockene Schleimhäute, stehende Hautfalten, arterielle Hypotonie, verminderte Halsvenenfüllung
- Zusätzlich auf Zeichen der Überwässerung achten: Dyspnoe, Beinödeme, Pleuraerguss, Anasarka, arterielle Hypertonie
- Erheben der Vitalparameter (Ausschluss Sepsis/Schock)
    - Hypotonie: Schockformen, Sepsis, Blutungen, Traumata

- Hypertonie: Folge der akuten Nierenschädigung, Hyperhydratation
- Herzrhythmusstörungen: bspw. bei Elektrolytstörungen

> Einer Anurie kann eine Kombination prä-, intra- und postrenaler Nierenschädigung zugrunde liegen.

- **Erweiterte Diagnostik**
- Blutentnahme inklusive Retentionsparameter (Kreatinin, Harnstoff, ggf. Cystatin C), Blutbild, Gerinnungsparameter (Sepsis? Ggf. geplante Operation im Verlauf)
- Venöse Blutgasanalyse: Hyperkaliämie und metabolische Azidose als Hinweis auf akute Nierenschädigung
- Ggf. weitere Laborparameter wie z. B. Herz- oder Pankreasenzyme sowie je nach abzugrenzender Differenzialdiagnose
- Urinstatus ggf. fraktionelle Natriumexkretion zur Differenzierung zwischen prärenaler und intrarenaler Nierenschädigung
- Bei Fieber Abnahme von Blutkulturen

Metabolische Azidose	
Definition	
pH-Wert	↓
pCO_2	normal/↓ (Kompensation)
HCO_3^-	↓

- **Bildgebende Diagnostik**
- Sonografie der Harnblase und der Nieren (Größe, Parenchym-Pyelon-Relation, Harnstau, Harnverhalt, Zysten, Konkremente, Implantate erkennbar, suspekte Raumforderungen?)
- Ggf. CT-Abdomen (z. B. Urolithiasis? Nierenabszess?)

> Bei der akuten Nierenschädigung ist die Sonografie zum Ausschluss eines postrenal bedingten Harnabflusshindernisses von entscheidender Bedeutung. Diese Maßnahme stellt aus urologischer Sicht einen grundlegenden Schritt in der differenzialdiagnostischen Abklärung der möglichen Ursachen dar.

Indikationen zur nephrologischen Konsilvorstellung
(Modifiziert nach der interdisziplinären S2k-Leitlinie „Rationelle Labordiagnostik zur Abklärung Akuter Nierenschädigung und Progredienter Nierenerkrankungen")
- Akute Nierenfunktionseinschränkung, insbesondere bei den höheren Stadien der akuten Nierenschädigung
- Intrarenales Nierenversagen, d. h. bei spezifischen glomerulären oder tubulointerstitieller Ursachen wie Glomerulonephritis, interstitieller Nephritis, Vaskulitis, Nierenbeteiligung bei Systemerkrankungen.
- Progrediente Nierenschädigung mit schneller Abnahme der eGFR (≥ 5 ml/min/Jahr) unklarer Ursache

- Schweres Nierenversagen mit Indikation zur Nierenersatztherapie
- Rapid progressive Glomerulonephritis (RPGN), der klassische „nephrologische Notfall", mit rasch ansteigendem Serumkreatinin, entsprechend einem raschen Verlust der Nierenfunktion
- Signifikante glomeruläre Proteinurie und/oder (aktivem) nephritisches Sediment und/oder Nierenfunktionseinschränkung bzw. Auffälligkeiten des Urinstatus bei Autoimmunerkrankungen oder Systemerkrankungen mit Verdacht auf renale Beteiligung

10.3 Differenzialdiagnosen

Die Differenzialdiagnosen der Anurie bzw. der akuten Nierenschädigung sind vielfältig. Vor allem die postrenale akute Nierenschädigung ist für die Urologie wichtig.

10.3.1 Postrenale Genese: Harnabflussbehinderung

- Erworbene Harnabflussbehinderungen auf allen Ebenen der ableitenden Harnwege
  - Nierenbecken: Nierensteine, Tumoren des oberen Harntrakts, okkludierte oder dislozierte Implantate (z. B. DJ-Harnleiterschiene, perkutane Nephrostomie)

- Harnleiter: Harnleitersteine, Tumoren des oberen Harntrakts, okkludierte oder dislozierte Implantate (z. B. DJ-Harnleiterschiene), retroperitoneale Fibrose (Morbus Ormond), von extern komprimierende Tumore (maligne retroperitoneale oder abdominelle Tumore, Metastasen oder benigne Formationen wie z. B. bei Endometriose), iatrogene Harnleiterverletzung
  - Harnblase: Tumoren, Urethrastrikturen, benigne Prostatahyperplasie
- Angeborene Harnabflussbehinderungen, vor allem in der Kinderurologie von Bedeutung

- **Prärenale Genese: Renale Minderperfusion**
- Hypovolämie
  - Dehydratation
  - Erhöhter Flüssigkeitsverlust, bspw. durch Blutungen, Erbrechen/Durchfälle, Diuretika, Infektionen, akute Pankreatitis
- Vermindertes zirkulierendes Blutvolumen (z. B. durch Herzinsuffizienz, Schock, Sepsis, nephrotisches Syndrom, Leberzirrhose)

- **Intrarenale Genese: Direkte Schädigung der Nephrone**
  - Tubulär (z. B. akute Tubulusnekrose [ischämisch, medikamentös-toxisch] oder tubulo-interstitielle Nephritis [medikamentös, infektiös])
  - Makrovaskulär (z. B. Nierenarterienstenose, Nierenvenenthrombose, Niereninfarkt oder Aortendissektion)

- Mikrovaskulär (z. B. thrombotische Mikroangiopathien)
- Glomerulär (z. B. Glomerulonephritis)
- Infektionen (z. B. Pyelonephritis, Nierenabszess)

> Aufgabe des urologischen Dienstes ist nicht eine vollumfängliche internistische Abklärung, sondern die schnelle Identifikation oder der Ausschluss einer urologischen Genese einer Anurie und ggf. die schnelle Kontaktaufnahme mit der Abteilung für Nephrologie, um irreparable Schäden zu vermeiden.

10.4 Therapie

Bei der Anurie, als Leitsymptom der hochgradigen akuten Nierenschädigung, handelt es sich um ein Symptom verschiedenster Grunderkrankungen. Daher ist eine effektive Behandlung der primären Erkrankung von zentraler Bedeutung, um die renale Funktion zu verbessern oder wiederherzustellen. Vor allem bei der postrenalen akuten Nierenschädigung besteht die Möglichkeit der kausalen Intervention, die in der Elimination oder der Korrektur der Harnabflussstörung liegt. Aufgrund dessen hat die Sonografie der Nieren und der ableitenden Harntrakts zum Ausschluss einer postrenalen Obstruktion bei den initialen diagnostischen Maßnahmen hohe Priorität. Im Gegensatz dazu ist bei der prärenalen und intrarenalen Nierenschädigung nicht immer eine direkte kausale Behandlungsoption möglich. In solchen Fällen wird die therapeutische Strategie auf das Management von Komplikationen ausgerichtet und umfasst primär symptomatische Maßnahmen. Eine Dialysebehandlung kann dabei temporär notwendig sein, um die Homöostase bis zur möglichen Erholung der Nierenfunktion zu unterstützen.

- **Allgemeine Maßnahmen**
- Flüssigkeitsbilanzierung, Kontrolle des pH-Werts und Elektrolythaushalts
    - Bei Anurie sollte eine balancierte Volumengabe erfolgen (unter Beachtung der renalen Ausscheidung, Vorliegen von Fieber und möglicher extrarenaler Ausscheidung wie Erbrechen, Durchfälle)
    - Diuretika sollten nur in Ausnahmefällen wie beim Notfallmanagement einer Flüssigkeitsüberladung eingesetzt werden
- Absetzen aller nephrotoxischen Medikamente und ggf. Anpassung der Medikation an die nierenadaptierte Dosis = DANI (Referenz an www.dosing.de oder über die Fachinformation)

Bei schwerer Elektrolytentgleisung sollte frühzeitig Kontakt zur Abteilung für Nephrologie und ggf. zur Intensivmedizin aufgenommen werden und es sollte bei Elektrolytentgleisung ein Elektrokardiogramm (EKG) geschrieben werden.

10.4.1 Indikationen zur Einleitung einer Akutdialysetherapie bei akuter Nierenschädigung

- Therapierefraktäre Entgleisungen
  - Hyperkaliämie > 6,5 mmol/l in der aBGA, Hyperkalzämie > 18 mg/dl (> 4,50 mmol/l Gesamtkalzium im Serum)
  - Hyperhydratation/Hypervolämie
  - Metabolische Azidose
  - Azotämie (= erhöhter Gehalt an harnpflichtigen Substanzen im Blut)
- Urämiesymptome > 200 mg/dl (z. B. Übelkeit, Erbrechen, Pruritus, urämische Perikarditis, urämische Enzephalopathie)
- Anurie > 12 h nach konservativer Therapie
- Serumkreatininanstieg von > 1 mg/dl in 24 h
- Hyperurikämie z. B. im Sinne eines Tumorlysesyndroms
- Intoxikation mit dialysierbaren Substanzen
- Kardial bedingte Überwässerungszustände

10.4.2 Therapie der postrenalen akuten Nierenschädigung

Im Fokus steht bei der postrenalen Nierenschädigung die Harnabflussstörung zu lösen.
- Bei Harnabflussstörung im Bereich des Nierenbeckens oder der Harnleiter sollte, wenn möglich, die Anlage

von Harnleiterschienen oder, alternativ, perkutaner Nephrostomien erfolgen.
- Bei Abflussstörungen im Bereich der Harnblase oder subvesikal sollte die Anlage eines Blasenkatheters (transurethral oder suprapubisch) erfolgen.

> **Nach erfolgter Harnableitung sollte eine sonografische Kontrolle mit der Frage nach Entstauung erfolgen.**

Ein Harnstau kann ebenfalls mit einem Infekt assoziiert sein. Somit sollte bei erhöhten Entzündungsparametern, positivem Urinstatus oder Fieber nach Asservierung von Urin- und Blutkulturen, der Start einer kalkulierten antibiotischen Therapie erfolgen.

10.4.3 Therapie der prärenalen und intrarenalen akuten Nierenschädigung

Wie bereits oben beschrieben, handelt es sich bei der prärenalen oder intrarenalen Nierenschädigung primär um internistische bzw. nephrologische Krankheitsbilder. Jedoch müssen auch im Rahmen von urologischen Krankheitsbildern, wie z. B. Urosepsis, Pyelonephritis oder Nierenabszessen, prärenale oder intrarenale akute Nierenschädigungen von urologischer Seite mittherapiert werden. Eine frühzeitige nephrologische Rücksprache sollte bei schweren Nierenfunktionseinschränkungen und in Hinblick auf die o. g. Indikation zur Akutdialyse erfolgen.

- Prärenale Genese im Rahmen eines Infekts: Im Fokus steht hier die Flüssigkeitssubstitution sowie die Bilanzierung der Ein- und Ausfuhr. Ggf. Einlage eines transurethralen Blasendauerkatheters zur präzisen Bestimmung (z. B. bei Harninkontinenz)
- Intrarenale Genese mit Infekt: Antibiotische Therapie nach Asservierung von Kulturen, beispielsweise von Urin- und Blutkulturen, und Biopsien bei bspw. Nierenabszessen, wenn klinisch indiziert.

Literatur

Deutsche Gesellschaft für Nephrologie (DGfN); Deutsche Gesellschaft für Klinische Chemie und Laboratoriumsmedizin (DGKL). Interdisziplinäre S2k-Leitlinie - Rationelle Labordiagnostik zur Abklärung Akuter Nierenschädigungen und Progredienter Nierenerkrankungen – Langfassung. 1. Auflage. 2021.

Herold et al (2021) Innere Medizin 2021. Herold. ISBN 978-3-982-11660-0.

Kidney Disease: Improving Global Outcomes (KDIGO) Acute Kidney Injury Work Group (2012) KDIGO clinical practice guideline for acute kidney injury. Kidney Int Suppl 2:1–138

Hodenschmerzen

Henrike Beverungen und Stefan Propping

Inhaltsverzeichnis

11.1 Anamnese und Symptome – 162

11.2 Diagnostik – 162

11.3 Differenzialdiagnosen – 164
11.3.1 Hodentorsion – 166
11.3.2 Epididymitis (und Orchitis) – 167
11.3.3 Hodentumor – 170
11.3.4 Fournier-Gangrän – 171

Literatur – 174

© Der/die Autor(en), exklusiv lizenziert an Springer-Verlag GmbH, DE, ein Teil von Springer Nature 2025
C. Siech et al. (Hrsg.), *Mein erster Dienst - Urologie*,
https://doi.org/10.1007/978-3-662-70304-5_11

11.1 Anamnese und Symptome

Die Anamnese inklusive Symptomerhebung dient der Evaluation der zugrundeliegenden Ursache und der Abgrenzung möglicher Differenzialdiagnosen. Folgende Punkte sollten beachtet werden:
- Allgemeine urologische Anamnese, insbesondere Miktionsanamnese
- Schmerzanamnese: plötzlicher Schmerzbeginn, schmerzlos, Druckschmerz
- *Vorliegen einer vegetativen Begleitsymptomatik wie Fieber, Schüttelfrost oder Übelkeit*
- *Vorliegen urologischer Vorerkrankungen/-operationen (z. B. Steinanamnese, Infekte, Implantate im Harntrakt)*
- *Vorliegen von Begleiterkrankungen, die das Risiko für eine Hodentorsion, Epididymitis oder einen Hodentumor erhöhen (z. B. stattgehabter HWI oder STD, Kryptorchismus)*

11.2 Diagnostik

- **Körperliche Untersuchung**
- Urologisch fokussiert, wie in Kap. 1 beschrieben mit Schwerpunkt auf das äußere Genital
    - Suprapubischer Druckschmerz? Geröteter Meatus?
    - Hodenposition: inguinal, skrotal, nicht tastbar?
    - Skrotalhaut verschieblich oder mit Hoden und Nebenhoden verklebt? Rötung? Schmerzlose pralle Schwellung?

Hodenschmerzen

- Nebenhoden verdickt? Druckschmerzhaft?
- Samenstrang tastbar? Druckschmerzhaft?
- Hoden beidseits tastäquivalent? Raumforderung oder Verhärtung tastbar? Druckschmerzhaft?
- Bei Verdacht auf Varikozele Untersuchung im Liegen und im Stehen mit und ohne Vasalva-Manöver
- Nekrosen im Bereich des äußeren Genitals sichtbar? Krepitationen?
- DRU zum Ausschluss einer Prostatitis
- Erheben der Vitalparameter (Ausschluss Sepsis/Schock)

> **Bei kleinstem Verdacht auf ein Fournier-Gangrän aufgrund Vorliegen von Hautnekrosen oder Krepitationen (Gasbildner) sollte der Patient umgehend dem Hintergrunddienst vorgestellt werden. Dieses Krankheitsbild ist lebensbedrohlich und bedarf des umgehenden Wunddébridements.**

- **Erweiterte Diagnostik**
- Urinstatus
- Ggf. Blutentnahme, ggf. Gerinnung bei geplanter Operation
- Ggf. PSA bei Verdacht auf fortgeleiteten Harnwegsinfekt in den Nebenhoden auf Basis einer Prostatitis
- Bei Verdacht auf einen Hodentumor Abnahme der Hodentumormarker: LDH, AFP, β-HCG, (PLAP)

- **Bildgebende Diagnostik**
- Sonografie der Hoden und Nebenhoden immer mittels Linearschallkopf (Darstellung Raumforderung, Hydrozele, Spermatozele, intakte Tunica albuginea, Lufteinschlüsse in den Hodenhüllen, Hämatom?)

- Anwendung der Farbdopplersonografie: Hyperperfusion oder vollständig fehlende Perfusion der Hoden und/oder Nebenhoden
- Restharnkontrolle
- Bei Verdacht auf eine Fournier-Gangrän kann eine CT-Becken zur Ursachensuche erfolgen. Hier sollte Rücksprache mit dem Hintergrunddienst erfolgen.

> Die Hoden sollten sonografisch immer im Seitenvergleich homogen und isoperfundiert erscheinen. Anwendung des Linearschallkopfs bei der Untersuchung.

11.3 Differenzialdiagnosen

Die Differenzialdiagnosen von Hodenschmerzen sind vielfältig. Im Folgenden wird auf drei wichtige und häufige Diagnosen ausführlicher eingegangen.

Urologische Differenzialdiagnosen zum Leitsymptom „Hodenschmerzen" und ihre Symptomkomplexe	
Hodentumor	Meist schmerzlos, Verhärtung im Hoden häufig tastbar
Hodentorsion	Plötzlich einsetzender Schmerz, abgeschwächte oder fehlende Perfusion in der Sonografie, jedoch lässt sich mit einem Perfusionsnachweis eine Torsion nicht ausschließen

Hodenschmerzen

Urologische Differenzialdiagnosen zum Leitsymptom „Hodenschmerzen" und ihre Symptomkomplexe

Hydatidentorsion	Schmerzen, Ödem des Skrotums, blaues Schimmern durch die Haut möglich („blue dot sign")
Epididymitis	Skrotalschwellung, -rötung, Schmerzen, Hyperperfusion in der Sonografie
Orchitis	Skrotalschwellung, -rötung, -schmerzen, meist als Epididymorchitis ausgehend vom Nebenhoden zu werten, Hyperperfusion in der Sonografie
Fournier-Gangrän	Lokale Nekrosen, Rötung, Tumor oder Krepitation (Gasbildung) des Skrotums oder benachbarter Hautareale, im weiteren Verlauf eingeblutete nekrotische Areale sichtbar, Fieber, Kreislaufdysregulation
Hodentrauma	Schmerzen, skrotales Hämatom, je nach Unfallhergang oberflächliche Weichteilverletzungen, meist stumpfer Genese
Hydrozele/Spermatozele	Oftmals schmerzlos praller Hodensack, Störgefühl
Varikozele	„Krampfadern des Hodens", teilweise sichtbar, meist schmerzlos
Leistenhernie	Akute Schmerzen bei Prolaps von Darm und möglicher Inkarzeration, Vorwölbung tastbar

11.3.1 Hodentorsion

Die Hodentorsion ist ein akutes urologisches Krankheitsbild. Typischerweise kommen junge Männer mit plötzlich aufgetretenen starken Skrotalschmerzen in die Klink. Es gilt zügig zu arbeiten, denn ein torquierter Hoden ist nach spätestens 12 h Ischämie irreversibel geschädigt (Vgl. EAU Guidelines on Pediatric Urology).

- **Anamnese**
- Urologisch fokussiert, zusätzlich:
  - Schmerzsymptomatik (plötzlicher Beginn?)
  - Plötzlicher Hodenhochstand oder Hodenquerstand
  - *Vorliegen einer vegetativen Begleitsymptomatik wie Übelkeit oder Erbrechen*
  - Junges Alter? (Häufung unter 2 Jahren und zwischen 15 und 20 Jahren)
  - Vorausgehende Manipulation oder Trauma?

- **Diagnostik**
- Körperliche Untersuchung (z. B. Hodenhochstand? Hoden nach außen gedreht stehend? Schmerzen?)
  - Fehlender Kremasterreflex zwingend
  - Prehn-Zeichen negativ: gleichbleibender oder stärkerer Schmerz bei Anhebung des Hodens (unzuverlässig)
- Sonografie (z. B. fehlende Perfusion, Inhomogenität im Seitenvergleich meist erst nach längerer Perfusionsunterbrechung sichtbar)
  - Dopplersonografie von infratestikulären Gefäßen, nicht von Kapsel- oder Skrotumgefäßen!

- Ggf. Blutentnahme (inklusive kleines Blutbild, Gerinnung), wenn Freilegung des Hodens erfolgen soll

- **Therapie**
- Suffiziente Analgesie
    - Metamizol ist meist ausreichend
- Konservativ:
    - Nur, wenn es keine operative Freilegungsmöglichkeit gibt
    - Rotation nach lateral (zum Oberschenkel) hin zum Ausgleich der häufigsten Rotationsrichtung
- Operatives Vorgehen
    - Im Zweifel sollte ein akut schmerzhafter Hoden immer notfallmäßig freigelegt werden, um eine Hodentorsion auszuschließen.
    - Die prophylaktische Fixation der Gegenseite ist bei einer Hodentorsion obligat. Bei fortgeschrittener Nekrose des akut verdrehten Hodens mit Infektion sollte die kontralaterale Fixation 2-zeitig durchgeführt werden, um Wundheilungsstörungen zu vermeiden.

> Bei Verdacht auf eine Hodentorsion ist eine operative Freilegung immer indiziert.

11.3.2 Epididymitis (und Orchitis)

Eine Epididymitis kann bei Männern allen Alters auftreten. Mitunter kann eine Zystitis oder eine Urethritis vorausgehen. Unbehandelt kann das Krankheitsbild in einem Hodenabszess und/oder einer Urosepsis münden.

- **Anamnese**
- Urologisch fokussiert, zusätzlich:
  - Schmerzsymptomatik (druckschmerzhafter Nebenhoden, ggf. auch Hoden?)
  - Skrotalschwellung und -rötung?
  - Fieber bei fortgeschrittener Entzündung?
  - Dysurische oder urethritische Beschwerden aktuell oder vor kurzem stattgehabt?
  - Medikation (z. B. Thrombozytenaggregationshemmer und/oder Antikoagulanzien)

- **Diagnostik**
- Körperliche Untersuchung (z. B. druckschmerzhafter und geschwollener Nebenhoden und ggf. Hoden? Haut über Nebenhoden und Hoden verschieblich?)
  - Erhaltener Kremasterreflex
  - Prehn-Zeichen positiv: abnehmender Schmerz bei Anhebung des Hodens (unzuverlässig)
- Sonografie (z. B. vergrößerter Nebenhoden, Begleithydrozele, Abszedierung?)
  - Dopplersonografie: Hyperperfusion des Nebenhodens und/oder Hodens
  - Dopplersonografie von intratestikulären und Nebenhodengefäßen, nicht von Kapsel- oder Skrotumgefäßen!
- Urinstatus und ggf. Urinkultur (Leukozyturie, in vielen Fällen negativ)
- Bei Verdacht auf STD ggf. auch Urethralabstrich
- Blutentnahme (kleines Bultbild, CRP und ggf. Gerinnung, wenn eine Operation erforderlich ist)
- Bei Fieber Abnahme von Blutkulturen

- **Therapie**
- Symptomatische Therapie
    - Analgesie z. B. mit Ibuprofen (Vorteil antiphlogistische Wirkung) oder Metamizol
    - Hoden hochlagern und kühlen
- Antibiose bei Epididymitis
    - Gewinnung einer Urinkultur und ggf. Urethralabstrich vor Beginn der Antibiose
    - Je nach klinischer Beeinträchtigung des Patienten (Fieber, beginnende Sepsis) und der Konstellation der Entzündungsparameter in der Blutentnahme Entscheid über orale oder i.v.-Antibiose. Bei geplanter stationärer Aufnahme empfiehlt sich die Anlage eines Harnblasenkatheters (suprapubisch vs. transurethral) zur konstanten Urinableitung.
    - Bei Verdacht auf aufgestiegene Harnwegsinfektion: Ciprofloxacin 500 mg 1-0-1 oder ein anderes Chinolon über mindestens 10 Tage (**CAVE**: u. a. Nebenwirkung Sehnenrupturen), alternativ Amoxicillin/Clavulansäure 875/125 mg 1-0-1 für mindestens 10 Tage
    - Bei Verdacht auf sexuell übertragene Epididymitis:
        - Ceftriaxon 1 g i.m. einmalig, zusätzliche Behandlung mit Azithromycin 1,5-2 g p.o. einmalig
- Operatives Vorgehen
    - Bei therapierefraktären Entzündungen oder Abszedierungen Durchführung einer Epididymektomie, ggf. kombiniert mit einer Orchiektomie

> - Bei fehlender oder verzögerter Behandlung sind Komplikationen wie eine begleitende Urosepsis oder eine Fournier-Gangrän möglich.
> - Epididymitiden entstehen meist auf Basis von Harnwegsinfekten, die beim Mann untypisch sind. Daher sollte nach Abheilung die Entleerung der Harnblase mittels Restharnbestimmung und ggf. Uroflowmetrie untersucht werden.

11.3.3 Hodentumor

Hodentumore können sowohl benigne als auch maligne sein. Sie treten häufig bei jungen Männern auf. Das Seminom tritt zudem auch jenseits des 50. Lebensjahres auf. Schmerzen bestehen oftmals nur im geringen Maße.

- **Anamnese**
- Urologisch fokussiert, zusätzlich:
  - Seit wann besteht die Veränderung/Verhärtung im Hoden?
  - Vorliegen eines Brustwachstums (nur ca. 5 % der Fälle)
  - B-Symptomatik?
  - Rückenschmerzen, tastbarer abdomineller Tumor, Dyspnoe, Husten, Beinödeme oder neurologische Ausfälle? Hinweise auf Metastasen?
  - Liegen Risikofaktoren für einen Hodentumor vor (z. B. Hodenhochstand in der Kindheit, genetische Faktoren, uroonkologische Familienanamnese)?

- **Diagnostik**
- Körperliche Untersuchung (z. B. druckschmerzhafter Hoden, Verhärtung im Hoden tastbar, Leistenhoden, größengleiche Hoden, Gynäkomastie?)
- Sonografie (z. B. echoarme Struktur, zystische Raumforderung oder Inhomogenität im Hoden? Mikrolithiasis [Sternhimmelphänomen]?)
  - Hoden immer im Seitenvergleich untersuchen!
- Blutentnahme inklusive Hodentumormarker (LDH, AFP, β-HCG, [PLAP]), ggf. Gerinnung, falls eine Operation erforderlich ist
- Ggf. bereits präoperative Durchführung eines CT-Staging mit Thorax/Abdomen. Hierzu sollte eine Rücksprache mit dem Hintergrunddienst erfolgen.

- **Therapie**
- Bei Verdacht auf Hodentumor muss immer eine Hodenfreilegung erfolgen.
- Vor der Operation ist immer über eine Kryokonservierung zum Fertilitätserhalt aufzuklären.
- Die Operation sollte zeitnah erfolgen, da die Tumorverdopplungszeit gering ist.

11.3.4 Fournier-Gangrän

Als Form der nekrotisierenden Fasziitis der Perigenitalregion hat das Fournier-Gangrän mit ca. 20 % eine hohe Mortalität. Meist liegt eine Mischinfektion mit gramnegativen und -positiven Erregern vor, die von der Haut, dem Harntrakt oder dem Darm ausgeht.

- **Anamnese**
- Urologisch fokussiert, zusätzlich:
  - Wann hat die Symptomatik begonnen? Ist ein schnelles Fortschreiten (innerhalb von wenigen Stunden) mit Verschlechterung des Lokalbefundes festzustellen?
  - Fieber? Deutliche Verschlechterung des Allgemeinzustands?
  - Vorliegen von Begleiterkrankungen (z. B. Diabetes mellitus, Alkoholismus oder kolorektale Erkrankungen, vorausgehende Harnwegsinfektion, vorausgehende lokales Trauma oder Operation?)

- **Diagnostik**
- Vitalparameter (z. B. septische Konstellation mit Hypotonie, Tachykardie und Tachypnoe?)
- Körperliche Untersuchung (z. B. lokale Schwellung in der Perigenitalregion, Krepitationen [Gasbildner], nekrotische Areale sichtbar?)
- DRU (z. B. schmerzhafte Prostata, Verhalt tastbar?)
- Sonografie (z. B. Lufteinschlüsse sichtbar, Zeichen einer Epididymitis und/oder Orchitis, Abszedierungen?)
- Urinstatus und Urinkultur (Leukozyturie, in vielen Fällen negativ)
- Blutentnahme (kleines Blutbild, CRP, ggf. PCT, Gerinnung, ggf. venöse BGA)
- Bei Fieber Abnahme von Blutkulturen
- CT-Becken zur Evaluation der Ausdehnung der Erkrankung

- **Therapie**
- Sofortiger Beginn einer kalkulierten Antibiose nach Abnahme der Urin- und Blutkulturen
    - Es empfiehlt sich eine Breitspektrumsantibiose in Maximaldosis (**CAVE**: Niereninsuffizienz), die auch klassische Darmerreger abdeckt
    - Intensivtherapie der meist mit vorliegenden Urosepsis

- **Operatives Vorgehen**
- Eine Fournier-Gangrän muss grundsätzlich radikal operiert werden. Alle nekrotischen Areale müssen bis in das vitale Gewebe hinein abgetragen werden. Nur diese radikale Exzision kann die Prognose deutlich verbessern.
- Der suprapubische Blasenkatheter ist dem transurethralen vorzuziehen.
- Meist sind nach der ersten Operation noch weitere „Second Looks" notwendig. Es sollte immer über die Anlage eines protektiven Stomas aufgeklärt werden.

Kalkulierte Breitspektrumsantibiose bei Fournier-Gangrän
- Carbapeneme (Imipenem, Meropenem oder Ertapenem)
- Piperacillin/Tazobactam und Vancomycin
- 3. Generation-Cephalosporin (Cefotaxim oder Ceftriaxon) und Metronidazol
- Aminopenicillin, Gentamycin und Metronidazol

Literatur

AWMF. S3-Leitlinie Diagnostik, Therapie und Nachsorge der Keimzelltumoren des Hodens Kurzversion 1.1 – Februar 2020 AWMF-Registernummer: 043/049OL. https://register.awmf.org/assets/guidelines/043-049OLk_S3_Keimzelltumoren-Hoden-Diagnostik-Therapie-Nachsorge_2020-03.pdf. Zugegriffen am 28.04.2024

EAU Guidelines on Urological Infections. Edn. presented at the EAU Annual Congress Madrid, Spain 2025. ISBN 978-94-92671-29-5

EAU Guidelines on Urological Trauma. Edn. presented at the EAU Annual Congress, Madrid 2025. ISBN 978-94-92671-29-5

Beckenschmerzen

Mariam Löwe, Niklas Wagner und Claudia Loos

Inhaltsverzeichnis

12.1 Anamnese und Symptome – 176

12.2 Diagnostik – 177

12.3 Differenzialdiagnosen – 178
12.3.1 Prostatitis – 183
12.3.2 Komplikation: Prostataabszess – 188

Literatur – 189

© Der/die Autor(en), exklusiv lizenziert an Springer-Verlag GmbH, DE, ein Teil von Springer Nature 2025
C. Siech et al. (Hrsg.), *Mein erster Dienst - Urologie*,
https://doi.org/10.1007/978-3-662-70304-5_12

Beckenschmerzen können vielfältige Ursachen haben und nicht immer liegt ihnen eine urologische Genese zugrunde. Mögliche Ursachen können beispielsweise gastroenterologischer, gynäkologischer, traumatischer, muskuloskelettaler oder neurologischer Natur sein. Eine gute Anamnese, körperliche Untersuchung und weiterführende Diagnostik können Hinweise zu möglichen Differenzialdiagnosen liefern. Ein wichtiges urologisches Krankheitsbild im Dienst stellt die Prostatitis dar. Auf diese Erkrankung wird in diesem Kapitel näher eingegangen. Die Beckenschmerzen sind hierbei häufig mit Fieber vergesellschaftet und können sich diffus perineal, skrotal, penil und an der Innenseite der Oberschenkel äußern.

12.1 Anamnese und Symptome

Eine fundierte Anamnese kann bereits Hinweise auf die Genese der Beckenschmerzen geben und hilft bei der Abklärung möglicher Differenzialdiagnosen. Wichtige Fragen bei der Anamnese sind:

- *Urologisch fokussiert, zusätzlich:* insbesondere Miktionsanamnese
- Schmerzanamnese
  - *Vorliegen einer vegetativen Begleitsymptomatik wie Fieber, Schüttelfrost oder Übelkeit*
  - Stuhlganganamnese (z. B. Obstipation, Diarrhö, Blutbeimengungen, Teerstühle)
  - Sexualanamnese (z. B. wechselnde Sexualpartner:in, ungeschützter Geschlechtsverkehr, Analverkehr?)

- *Vorliegen urologischer Vorerkrankungen/-operationen* (z. B. Stanzbiopsie der Prostata oder Operation an der Prostata)
- *Vorliegen von Begleiterkrankungen, die die Beckenschmerzen erklären* (z. B. Metastasen konsumierender Erkrankungen, degenerative Erkrankungen der Wirbelsäule oder Hüfte, gynäkologische Erkrankungen)
- Lag ein traumatisches Ereignis vor?
- Medikation (z. B. Analgetika)
- Ggf. gynäkologische Anamnese (Menstruation, Menopause, vorliegende Schwangerschaft)

12.2 Diagnostik

- **Körperliche Untersuchung**
- Erheben der Vitalparameter
- Inspektion: Abdomen und äußeres Genital, Blasenhochstand?
- Auskultation von Darmgeräuschen (Ileus?)
- Perkussion des Bauches
- Palpation Abdomen (z. B. Abwehrspannung? Resistenzen?), Flankenklopfschmerz?
- DRU: Blut am Fingerling? Beschreibung der Prostata (tastschmerzhaft, prall-elastisch, Verhärtungen, Fluktuationen, Sulkus abgrenzbar?)
- Abtasten des äußeren Genitals

- **Erweiterte Diagnostik**
- Urinstatus und ggf. Anlage Urinkultur
- Ggf. Blutentnahme, ggf. PSA, bei Frauen im gebärfähigen Alter β-HCG, ggf. Gerinnung
- Bei Fieber Abnahme von Blutkulturen

- **Bildgebende Diagnostik**
- Sonografie des Harntrakts (Restharn? Harnverhalt? Harnstau?), transrektale Sonografie (TRUS: je nach Klinikvorgabe direkt, nach Anbehandlung der Grunderkrankung oder im Verlauf)
- Ggf. CT-Becken (ggf. mit Abdomen)

12.3 Differenzialdiagnosen

Urologische Differenzialdiagnosen zum Leitsymptom „Beckenschmerzen" und ihre Symptomkomplexe	
Harnwegsinfekt	Dysurie, Pollakisurie, teils Makrohämaturie möglich, suprapubischer Druckschmerz, ggf. Fieber, auffälliger Urinstatus
Akute Prostatitis	Plötzlich einsetzende diffuse Schmerzen, schwer lokalisierbar (perineal, skrotal, penil und/oder an der Innenseite der Oberschenkel), häufig Fieber
Chronische Prostatitis	Seit 3 Monaten bestehende Symptomatik einer Prostatitis
CPPS ("chronic pelvic pain syndrome")	Seit 3 Monaten bestehendes Beckenschmerzsyndrom, ohne Erregernachweis → ambulante Abklärung

Urologische Differenzialdiagnosen zum Leitsymptom „Beckenschmerzen" und ihre Symptomkomplexe

Iatrogene Verletzungen der Blase, traumatische Verletzung	Vorausgegangene Operation im Bereich des Urogenitaltrakts bzw. vorausgegangenes Trauma Ggf. Makro- und/oder Mikrohämaturie In der Regel mit anderen Verletzungen vergesellschaftet
Harnverhalt	Suprapubische Schmerzen, Anurie oder Oligurie, ggf. Überlaufsymptomatik bei prall gefüllter suprapubisch palpabler Harnblase
Distaler Harnleiterstein	Mikrohämaturie, Unterbauchschmerzen, teils in Leiste, Skrotum, Hoden oder Labien ziehend, Übelkeit, Erbrechen

Abdominelle Differenzialdiagnosen und ihre Symptome

Chronisch entzündliche Darmerkrankungen (Morbus Crohn, Colitis ulcerosa)	Stuhlunregelmäßigkeiten, chronische Diarrhöen, schubförmige Verläufe, blutiger Stuhlgang, Tenesmen, ggf. Gewichtsverlust, Malabsorptionssyndrom
Obstipation	Fehlender Stuhlgang, Stuhlfrequenz < 3-mal/Woche, harte Stuhlkonsistenz
Appendizitis	Teils erst diffuse abdominelle Schmerzen, im Verlauf in den rechten Unterbauch wandernd, Übelkeit und Erbrechen, positive Appendizitiszeichen

Gynäkologische und geburtshilfliche Differenzialdiagnosen und ihre Symptome	
Zervizitis, Endometritis, Adnexitis	Entzündung der Zervix, v. a. bei sexuell aktiven jüngeren Frauen, häufig mit eitrigem Fluor vaginalis einhergehend, diese kann weiter aufsteigen und eine Endometritis (Entzündung der Schleimhaut der Gebärmutter verursachen) Dies kann in der Folge ggf. zu einer Adnexitis führen, mit Dysurie, starken Schmerzen mit ggf. Abwehrspannung im Unterbauch und Fieber
Endometriose	Zyklusabhängige Symptomatik durch versprengte Zellen des Endometriums, Schmerzen lokalisationsabhängig z. B Dysmenorrhö, Dyspareunie, bei Blasenbefall Hämaturie und Dysurie
Kolpitis	Vaginale Entzündung mit Fluor vaginalis, Dyspareunie, Dysurie
Uterusmyome	Gutartige Tumore der Muskulatur des Uterus, je nach Größe und Lokalisation, Schmerzen, Hypermenorrhö und Dysmenorrhö
Extrauterine Gravidität (EUG) und Tubargravidität	Sekundäre Amenorrhö, ggf. Schmierblutungen, Unterbauchschmerzen, Nachweis von β-HCG in Blut und Urin, bei Ruptur der Tube akutes Abdomen und Kreislaufinstabilität

Gynäkologische und geburtshilfliche Differenzialdiagnosen und ihre Symptome

Symphysenlockerung in der Schwangerschaft, postpartale Schmerzhaftigkeit des Beckenrings	Postpartale Beckenschmerzen können durch eine Beckenringlockerung in der Schwangerschaft und Symphysenzerrungen, ggf. auch Symphysenrupturen während der Geburt entstehen
Parametritis	Phlegmone des Beckenbindegewebes, durch Wunden im inneren Genitale, Entzündungen der Blase, des Darmes und der Adnexe oder iatrogen
Stielgedrehte Ovarialzyste	Akute Unterbauchschmerzen, häufig im Rahmen von Bewegungen einsetzend, ggf. akutes Abdomen
Ovarialabszess	Akute Unterbauchschmerzen, akutes Abdomen, ggf. septische Laborkonstellation

Orthopädische und unfallchirurgische Differenzialdiagnosen und ihre Symptome

Traumatische Verletzungen mit ggf. Frakturen des Beckens	Vorausgegangenes traumatisches Ereignis, mit ggf. urologischen Begleitverletzungen wie Abriss und Verletzung der Urethra oder Blasenverletzungen

(Fortsetzung)

Orthopädische und unfallchirurgische Differenzialdiagnosen und ihre Symptome	
Degenerative Erkrankungen des Rückens	Degenerative Spinalkanalstenosen, Spondylolyse und Spondylolisthesis, Facettengelenkssyndrom u. a. Meist vergesellschaftet mit belastungs- und bewegungsabhängigen Schmerzen sowie radikulärer und pseudoradikulärer Schmerzausstrahlung
Degenerative Erkrankungen der Hüfte	Koxarthrose mit Morgensteifigkeit, schmerzhafter Innenrotation der Hüfte, Einschränkungen der Beweglichkeit

Sonstige Differenzialdiagnosen und ihre Symptome	
Psychosomatische Erkrankungen	Depressionen, Angststörungen
Neurologische Erkrankungen (z. B. periphere Neuropathien, Bandscheibenvorfall)	Schmerzen im Versorgungsgebiet eines peripheren Nervs Beim Bandscheibenvorfall ggf. neurologische Ausfälle wie Mastdarmstörungen und Miktionsstörungen
Metastasen konsumierender Erkrankungen, bspw. knöcherne Metastasen in Wirbelkörpern oder Beckenring	Anamnese bezüglich konsumierender Erkrankungen (z. B. Prostatakarzinom, Mammakarzinom und Tumoren der Organe im kleinen Becken und des äußeren Genitales)

12.3.1 **Prostatitis**

Klassifikation der Prostatitis gemäß des National Institute of Health (NIH)[1]	
Kategorie I	Akute bakterielle Prostatitis
Kategorie II	Chronische bakterielle Prostatitis, über 3 Monate bestehend mit wiederkehrendem Keimnachweis im Urin oder Prostataexprimat
Kategorie III	Chronisches pelvines Schmerzsyndrom ohne Erregernachweis, 3 Monate bestehendes Beckenschmerzsyndrom - A: entzündliches CPPS mit Hinweis auf eine Prostataentzündung (Leukospermie, entzündliches Prostataexprimat) - B: nichtentzündliches CPPS ohne Hinweis auf Prostataentzündung
Kategorie IV	Asymptomatisch inflammatorische Prostatitis (Leukospermie, entzündliches Prostataexprimat, histologische Untersuchung des Prostatagewebes)

[1]EAU-Guidelines-on-Urological-infections-2023.pdf (d56bochluxqnz.cloudfront.net)

Akute Prostatitis

Bei der akuten Prostatitis handelt es sich um eine akute, bakterielle Infektion der Prostata. Diese wird häufig durch Enterobacteriaceae, wie E. coli, ausgelöst. Dabei kommt es häufig zur Aszension der Erreger aus dem Harntrakt. Weitere Risikofaktoren sind Harnblasenkatheter, eine Phimose, Analverkehr, Harnwegsinfekte, intraprostatischer Reflux, eine kürzlich stattgehabte Prostatabiopsie oder transurethrale Resektionen (https://www.urologielehrbuch.de/prostatitis_nih_definitionen.html).

- **Anamnese**
- Urologisch fokussiert, zusätzlich:
    - Schmerzanamnese (plötzlich einsetzende Schmerzen, diffuse Lokalisation perineal, skrotal, penil oder Innenseite Oberschenkel? Schmerz im Sitzen?)
    - Stuhlanamnese (Schmerzhafte Defäkation?)

> **CAVE: Prostatamassagen und größere Manipulationen sollten ohne vorherige antibiotische Therapieeinleitung vermieden werden, da dies unter Umständen zu einer Bakteriämie und Sepsis führen könnte.**

- **Diagnostik**
- Urologische fokussierte körperliche Untersuchung (▶ Abschn. 12.2)
- DRU bei Vorliegen einer Prostatitis: teigige Konsistenz der Prostata, mögliche Abszesse ggf. als Fluktuationen tastbar
- Urinstatus (Vorliegen eines Harnwegsinfekts? Mikrohämaturie?), Anlage Urinkultur
- Bei Fieber Abnahme von Blutkulturen
- Blutentnahme (z. B. Entzündungsparameter, PSA)
- Sonografie des Harntrakts (Restharn?), ggf. transrektale Sonografie der Prostata (TRUS) im Verlauf
    - Bei übermäßiger Restharnbildung sollte eine suprapubische Harnableitung erfolgen.

Beckenschmerzen

> **Leitsymptome der akuten Prostatitis: schmerzhafte DRU, erhöhte Entzündungsparameter, erhöhtes PSA.**

- **Therapie der akuten bakteriellen Prostatitis**
- Beginn einer kalkulierten parenteralen antibiotischen Therapie in der Notaufnahme
  - **CAVE**: Hierbei sind die lokale Resistenzlage, patientenbezogene Risikofaktoren (z. B. Kreatinin, Allergien, Schwangerschaft, Nierentransplantation) sowie vorausgehende Urinkulturergebnisse oder stattgehabte Antibiotikagaben zu beachten.
  - Kalkuliert: Fluorchinolone (z. B Ciprofloxacin 400 mg 1–0–1 i.v.), Breitspektrumpenicilline (z. B. Ampicillin/Sulbactam 3 g 1–1–1 i.v.) oder Cephalosporine der 3. Generation (z. B. Ceftriaxon 2 g 1–0–0 i.v.), ggf. Kombination mit einem Aminoglykosid (Bodmann et al. 2018, https://www.urologielehrbuch.de/prostatitis_nih_definitionen.html)
  - Ggf. testgerechte Umstellung/Deeskalation der Antibiose nach Erhalt der Urin- und Blutkulturen
  - Im Verlauf (testgerechte) Oralisierung der Antibiose möglich. Gesamttherapiedauer von 2–4 Wochen beachten!
- Analgetische und antipyretische Therapie mit z. B. Ibuprofen/Paracetamol + ggf. Pantoprazol
- Ggf. Volumensubstitution i.v.
- Ggf. intensivmedizinische Behandlung bei hämodynamisch instabilen Patienten

> **Kalkulierte antibiotische Therapie mit Fluorchinolonen oder Breitspektrumpenicillinen oder Cephalospo-**

rinen der 3. Generation für 2–4 Wochen, um eine Chronifizierung zu vermeiden. Testgerechte Umstellung der Antibiose nach Erhalt der Kulturergebnisse.

Chronische Prostatitis

Halten die Symptome mehr als 3 Monate an, handelt es sich um eine chronische Prostatitis. Es kommt zu einem wiederkehrenden Keimnachweis in der Urinprobe (https://www.urologielehrbuch.de/prostatitis_nih_definitionen.html). Es handelt sich eher um ein Krankheitsbild, welches in der ambulanten Urologie therapiert wird.

Methoden zur Diagnostik sind die 4-Gläser-Probe sowie die 2-Gläser-Probe.

Therapie der chronischen Prostatitis (Empfehlung der EAU)[1]		
Antibiotikum und Dosierung	Therapiedauer	Mikrobiologie
Fluorchinolone z. B. Ciprofloxacin 500 mg p.o. 1–0–1 Levofloxacin 500 mg p.o. 1–0–0	4–6 Wochen	
Doxycyclin 100 mg p.o. 1–0–1	10 Tage	Bei C.-trachomatis- oder Mykoplasmeninfektion
Azithromycin 500 mg p.o. 1–0–0	3 Wochen	Bei C.-trachomatis-Infektion

Therapie der chronischen Prostatitis (Empfehlung der EAU)[1]		
Metronidazol 500 mg 1–0–1 p.o.	14 Tage	Bei T.-vaginalis-Infektion

[1]EAU-Guidelines-on-Urological-infections-2023.pdf (d56bochluxqnz.cloudfront.net)

Chronisches primäres pelvines Schmerzsyndrom

Beim chronischen pelvinen Schmerzsyndrom (CPPS) handelt es sich um Schmerzen in den mit dem Becken assoziierten über einen Zeitraum von mindestens 3 Monaten. Es gelingt weder ein Erregernachweis, noch können andere lokale Pathologien festgestellt werden (EAU-Guidelines-on-Chronic-Pelvic-Pain-2023.pdf (d56bochluxqnz.cloudfront.net)).

Schmerzen können beispielsweise in urologischen Strukturen wie Blase, Prostata, Urethra oder Penis auftreten, jedoch auch gynäkologischer oder gastrointestinaler Natur sein.

- **Anamnese**
- Urologisch fokussierte Anamnese Abschn. 12.1, zusätzlich:
    - Schmerzanamnese: Schmerzdauer, Ausstrahlung, Schmerzqualität?
    - Vorerkrankungen: Bakterielle Infektionen der Strukturen des Beckens, anatomische oder funktionelle Erkrankungen des Beckens? Neurologische Erkrankungen?

- **Diagnostik**
- Urologisch fokussierte körperliche Untersuchung Abschn. 12.2
- Ggf. weiterführende urologische Untersuchungen wie Sonografie, Uroflowmetrie, Urethrozystoskopie
- Ggf. weitere organspezifische Untersuchungen wie z. B. gynäkologische, neurologische oder gastroenterologische Untersuchungen

- **Therapie**

Sowohl medikamentöse und nichtmedikamentöse Ansätze können verfolgt werden. Dabei spielen die Physiotherapie, Akupunktur sowie invasive Behandlungsansätze eine wichtige Rolle im nichtmedikamentösen Therapiearm. Die Therapie richtet sich maßgeblich nach den Beschwerden der Patient:innen.

12.3.2 Komplikation: Prostataabszess

Therapiemöglichkeiten eines Abszesses können je nach Größe die konservative Therapie oder die Abszessdrainage darstellen. Eine Drainage des Abszesses kann im Verlauf, nach Einleitung der Antibiose erfolgen. Möglichkeiten der Entlastung sind beispielsweise die einmalige Nadelaspiration oder die Anlage einer Drainage. Dies kann unter Umständen sonografisch erfolgen, transrektal oder CT-grafisch erfolgen. Je nach Lage des Abszesses kann auch eine endoskopische Entlastung mittels transurethraler Resektion der Prostata indiziert sein. Zuvor kann eine

CT-grafische Untersuchung zur Quantifizierung der Größe und Anzahl der Abszesse erfolgen.

> **Handlungsschema akute Prostatitis in der Notaufnahme**
> 1. Bestimmung der Vitalparameter, Abnahme eines Urinstatus, Blutentnahme (inkl. Leukozyten, CRP, ggf. PCT, Retentionsparameter und **PSA-Wert**), bei Fieber Abnahme von Blutkulturen
> 2. Anamnese
> 3. Körperliche Untersuchung und **DRU**
> 4. **Sonografie inkl. Restharn**
> 5. Beginn einer kalkulierten antibiotischen Therapie mit z. B. Fluorchinolonen
> 6. Symptomatische Therapie: antipyretisch, analgetisch, Stuhlweichmacher, ggf. Harnableitung bei Restharn
> 7. Behandlung der Komplikationen im Verlauf z. B. Abszessdrainage

Literatur

Bodmann et al (2018) S2k-Leitlinie Kalkulierte parenterale Initialtherapie bakterieller Erkrankungen bei Erwachsenen – Update 2018. Paul-Ehrlich-Gesellschaft für Chemotherapie (PEG). Zugegriffen am 20.10.2023

Breckwoldt M, Kaufmann M, Pfleiderer A (2007) Gynäkologie und Geburtshilfe, 5. Aufl. Thieme, Stuttgart

https://register.awmf.org/assets/guidelines/033-001l_S2k_Koxarthrose_2019-07_1-abgelaufen.pdf

Penile Symptome

Henrike Beverungen, Fabian Erdenberger und Stefan Propping

Inhaltsverzeichnis

13.1 Paraphimose und Priapismus – 192

13.2 Dermatosen am Penis – 195

13.3 Penistraumata – 199

Literatur – 202

© Der/die Autor(en), exklusiv lizenziert an Springer-Verlag GmbH, DE, ein Teil von Springer Nature 2025
C. Siech et al. (Hrsg.), *Mein erster Dienst - Urologie*,
https://doi.org/10.1007/978-3-662-70304-5_13

Im Rahmen des (Ambulanz)diensts geben Patienten auch immer wieder penile Beschwerden an. Diese können Symptome einer Grunderkrankung oder ein eigenes Krankheitsbild darstellen. Der Priapismus und die Paraphimose stellen urologische Notfälle dar, die zügig diagnostiziert und behandelt werden müssen.

Ausschläge am Penis sind oft durch Infektionen mit Viren, Bakterien oder Pilzen bedingt. Sexuell übertragbare Krankheiten präsentieren sich häufig in Form von Harnröhrenausfluss oder -schmerzen (Kap. 6) sowie Hautausschlägen unterschiedlicher Ausprägung am Penis. Bei Raumforderungen am Penis muss immer auch an das seltene Peniskarzinom gedacht werden.

Des Weiteren können im Rahmen von Unfällen Verletzungen des Penis und der Harnröhre auftreten, wie zum Beispiel die Penisfraktur, stumpfe oder penetrierende Verletzungen. Aber auch Nierenkoliken, DJ-Katheterstörgefühl oder eine Prostatitis können eine Schmerzprojektion auf den Penis verursachen. Häufig kann eine Diagnose klinisch gestellt und bereits durch wenig Diagnostik verifiziert werden.

13.1 Paraphimose und Priapismus

Die Paraphimose ist ein urologischer Notfall auf dem Boden einer Phimose. Wird die verengte Vorhaut zurückgestreift und ist diese nicht mehr reponibel, wird dies als Paraphimose oder auch spanischer Kragen bezeichnet.

Beim Priapismus handelt es sich um eine schmerzhafte und mindestens 2 h andauernde Erektion ohne sexuelle Erregung. Unterschieden werden der Low-flow- und High-flow-Priapismus.

Penile Symptome

- **Anamnese und Symptome**
- Urologisch fokussiert, zusätzlich:
  - Seit wann besteht die Symptomatik?
  - Bekannte Phimose?
  - Erstmaliges Auftreten? Trauma in der Vorgeschichte?
  - Vorerkrankungen (z. B. Sichelzellanämie, Rückenmarkskompressionen, Tumorinfiltration, Leukämie, Prostatakarzinom, Melanom, Beckentumor)
  - Medikation (z. B. Antidepressiva, SKAT-Therapie, sonstige Psychopharmaka)
  - Suchtmittel (z. B. Alkohol, Kokain)

- **Diagnostik**
- Körperliche Untersuchung: Glans geschwollen, ödematös, livide? Schnürring proximal der Glans? Schwellkörper rigide, druckschmerzhaft?
- (Doppler)sonografie der Schwellkörper bei Verdacht auf Priapismus: arterieller Fluss bei High-flow- bzw. kein Fluss bei Low-flow-Priapismus
- Blutentnahme bei Verdacht auf Priapismus: BGA via Schwellkörperpunktion (Differenzierung in High-flow-/Low-flow-Priapismus), ggf. Blutentnahme mit Differenzialblutbild und Hämoglobin S zur Ursachensuche, ggf. Drogenscreening

Interpretation einer Blutgasanalyse zur Differenzierung eines Low-flow- vs. High-flow-Priapismus	
Low-flow-Priapismus	High-flow-Priapismus
$pO_2 < 40$ mmHg (< 5,3 kPa)	$pO_2 > 60$ mmHg (> 7,98 kPa)
$pCO_2 > 60$ mmHg (> 7,98 kPa)	$pCO_2 < 50$ mmHg (< 6,65 kPa)

(Fortsetzung)

Interpretation einer Blutgasanalyse zur Differenzierung eines Low-flow- vs. High-flow-Priapismus	
Low-flow-Priapismus	High-flow-Priapismus
Azidose (pH < 7,35)	Keine Azidose (pH > 7,35)
Venöse Sauerstoffsättigung niedrig (< 65 %)	Venöse Sauerstoffsättigung im Normbereich (> 70 %)

- **Therapie**
- Suffiziente Analgesie ggf. auch Lokalanästhesie mit Peniswurzelblock
- Bei **Paraphimose**: Manuelle Reposition der Vorhaut (manuelle Kompression der Vorhaut und Glans, dann Versuch der Reposition der Vorhaut über die Glans durch Greifen des Penis unterhalb des Einschnürrings, dieser wird nach vorne gezogen während gleichzeitig die Glans Richtung Penisbasis gedrückt wird). Wenn unmöglich oder bereits zu lange bestehende Paraphimose operative Versorgung mittels dorsaler Inzision und sekundärer Zirkumzision
- Bei **Low-flow-Priapismus**: Je nach Klinikstandard Schwellkörperinjektion von Adrenalin oder Noradrenalin unter kontinuierlicher arterieller Blutdruckmessung und Kompression mit Kinderblutdruckmanschette. Ggf. auch operative Verfahren (Abziehen von Blut aus dem Schwellkörper und Anlage von spongiocavernösen Shunts)
    - Wichtig aufzuklären: Eine erektile Dysfunktion tritt in 50–90 % der Fälle auf, sofern eine operative Versorgung des Priapismus notwendig geworden ist.
- Bei **High-flow-Priapismus**: Kühlung und Kompression: 60 % spontane Heilungsrate. Im Rahmen von

Trauma ggf. selektive Embolisation einer rupturierten Arterie
- PDE-5-Inhibitoren sind nur sehr selten für die Entstehung eines Priapismus verantwortlich.

Die Ursachensuche ist nach Behebung des Priapismus unbedingt anzuraten.

> Sofortige Behandlung einer Paraphimose oder eines Priapismus. Bei Unsicherheit in der Behandlung eines Priapismus Hintergrunddienst zügig informieren.

13.2 Dermatosen am Penis

Hautveränderungen am Penis sprechen häufig für eine Infektion durch sexuell übertragbare Krankheiten. Deren Inzidenz steigt (wieder) seit Jahren. Aber auch nichtinfektiöse Erkrankungen können mit Hautveränderungen einhergehen. Die Urethritis als Differenzialdiagnose sollte hierbei immer mitgedacht werden (▶ Kap. 6). Bösartige Erkrankungen des Penis sind sehr selten. Die Präkanzerosen gehen ebenfalls mit Hautveränderungen einher.

- **Anamnese und Symptome**
- Urologische fokussiert, zusätzlich:
    - Beschreibung des Exanthems: Veränderung über die Zeit? Andere Körperregionen ebenfalls betroffen?
    - Miktionsanamnese: Dysurie? Ausfluss aus der Harnröhre? Pollakisurie? (▶ Kap. 6)
    - Sexualanamnese: neue GV-Partner, ungeschützter GV, Risikogruppen

- Stattgehabte genitale Infektionen?
- Medikation (z. B. bereits eingenommene Antibiose)

- **Diagnostik**
- Körperliche Untersuchung: inguinale Lymphadenopathie? Schmerzlose oder schmerzhafte Hautveränderungen der Glans und des Penis? Phimose?
- Urinstatus und ggf. Anlage Urinkultur
- Bei Ausfluss und Brennen in der Harnröhre Urethralabstrich (je nach Panel 2–3 Abstriche)
- Ggf. Versuch einer Erregerisolierung und anschließende Resistenzbestimmung durch selektive Kultur aus den Effloreszenzen

- **Erweiterte Diagnostik**
- Bei Verdacht auf Syphillis: ggf. zusätzlich zum mikroskopischen Erregernachweis, Blutentnahme mit TPHA
- Ggf. HIV-Test im Einverständnis mit dem Patienten bei Hinweisen auf eine mögliche HIV-Infektion

> **Tipp**
>
> Junge Patient:innen mit risikobereitem Lifestyle (z. B. Drogenkonsum, wechselnde Geschlechtspartner:innen) haben ein erhöhtes Risiko für STD.
>
> Die Symptomatik von STD ist bei Frauen häufig weniger ausgeprägt. Infektionen können auch stumm verlaufen. Eine regelmäßige Testung bei Partnerwechsel und ungeschütztem Geschlechtsverkehr wird empfohlen.

Differenzialdiagnosen infektiöser Erkrankungen am Penis und ihre Symptome sowie Therapie

Krankheit/ Erreger	Symptome/ Effloreszenz	Therapie
Balanitoposthitis	Entzündung der Glans, Smegmaretention, Phimose	tägliche Reinigung, Kamillebäder
Syphillis (T. pallidum)	Im Stadium I schmerzloses, festes Genitalulkus (Ulcus durum)	Doxycyclin 100 mg 1–0–1 für 14 Tage, Ceftriaxon 2 g i.v. oder i.m über 14 Tage, Azithromycin 2 g p.o. einmalig
Ulcus molle (H. ducreyi)	Schmerzhaftes, weiches Genitalulkus	Azithromycin 1 g p.o. einmalig, Ceftriaxon 250 mg i.m. einmalig, Ciprofloxacin 500 mg 1–0–1 für 3 Tage, ggf. Abzessspaltung
Herpes genitalis (H.-simplex-Virus)	Gruppierte oder einzelne Bläschen auf erythematösem Grund, Urethritis, Balanitis ohne Effloreszenz	Aciclovir 400 mg p.o. 1–1–1 für 7–10 Tage
Granuloma inguinale (K. granulomatis)	Schmerzhaftes Genitalulkus, inguinale Lymphadenopathie	Azithromycin 1 g p.o einmalig

(Fortsetzung)

Differenzialdiagnosen infektiöser Erkrankungen am Penis und ihre Symptome sowie Therapie		
Krankheit/ Erreger	Symptome/ Effloreszenz	Therapie
Condylomata acuminata (HPV)	Papillomatöse Tumoren einzeln, in Gruppen gestielt oder breitbasig an Glans und Penis Maximalvariante: Buschke-Löwenstein-Tumor	Lokale Therapie mit Imiquimod 5 % Creme 3-mal/Woche für 16 Wochen, Laserkoagulation

Differenzialdiagnosen nichtinfektiöser Erkrankungen am Penis und ihre Symptome sowie Therapie		
Krankheit	Effloresezenz/ Symptom	Therapie
Balanitis xerotica obliterans/Lichen sclerosus et atrophicans	Scharf begrenzte weiße Flecken oder Papeln der Glans/ Präputium	Zirkumzision, ggf. topische Anwendung von Steroiden (3 Monate)
Morbus Bowen	Ekzemartig, begrenzt, schuppend, leicht verletzlich	Zirkumzision, Biopsie zur Diagnosesicherung, 5-Fluorouracil topisch, ggf. Laserbehandlung
Erythroplasie Queyrat	Scharf begrenzte, helle Rötung mit feiner Granulation	Idem zum M. Bowen

Differenzialdiagnosen nichtinfektiöser Erkrankungen am Penis und ihre Symptome sowie Therapie		
Krankheit	Effloresezenz/ Symptom	Therapie
Peniskarzinom	Flächige erhabene Rötung, exophytisch wachsend, selten ulzerös	Nach bioptischer Diagnosesicherung, je nach Ausbreitung Zirkumzision, Glans- oder Penisteilresektion, ggf. mit inguinaler Lymphadenektomie

Neben einer effektiven erregergerechten Therapie muss bei infektiösen Erkrankungen immer auch eine Partnertestung und -behandlung erfolgen, um den Ping-Pong-Effekt zu vermeiden.

Sexuelle Karenz während und nach der Therapie ist empfohlen. Sofern Geschlechtsverkehr stattfindet, immer mit Kondom.

Eine Erfolgskontrolle mittels Kontrollabstrich und/ oder -untersuchung bei infektiösen Erkrankungen sollte ca. 10 Tage nach abgeschlossener Therapie erfolgen.

Bei Raumforderungen am Penis sollte der Patient einen zeitnahen Biopsietermin erhalten.

13.3 Penistraumata

Verletzungen des Penis entstehen neben Selbstverletzung/ Strangulation aufgrund von Überstülpen oder Einführen von Gegenständen, auch im Rahmen von Sport- und Verkehrsunfällen (stumpfe Verletzungen), sowie als Biegetrauma mit Ruptur der Corpora cavernosa (Penisfraktur). Seltene Verletzungen des Penis stellen penetrierende Verletzungen dar.

- **Anamnese und Symptome**
- Miktionsanamnese: Harnverhalt? Dysurie? Hämaturie?
- Unfallhergang: z. B. mit Perineum auf Fahrradstange gelandet, Polytrauma mit Beckenbeteiligung? Im Rahmen des Geschlechtsverkehres entstandenes Trauma (mit Penis abgerutscht und umgebogen, autoerotische Manipulation, einschnürende Gegenstände?)?
- Beschreibung der Verletzung: Hauteinrisse? Hämatome? Makrohämaturie?
- Medikation
- Suchtmittel

- **Diagnostik**
- Urologisch fokussierte körperliche Untersuchung, ggf. unter Analgesie bei starken Schmerzen
- Sonografie des Penis und der Schwellkörper: Defekt in Tunica albuginea im Bereich der Corpora cavernosa sichtbar?
- Sonografie der Hoden bei Verdacht auf Hodenbeteiligung
- Retrogrades Urethrogramm (RUG) bei Verdacht auf Harnröhrenbeteiligung
- Ggf. MRT des Penis bei hochgradigem Verdacht auf eine Penisfraktur, aber fehlendem sonografischem Nachweis

Penile Symptome

Differenzialdiagnosen zu Penistraumata und ihre Symptome sowie Therapie			
	Penisfraktur	Stumpfe Traumata	Spitze Traumata
Beschreibung	Meist Biegetrauma im Rahmen Geschlechtsverkehr, meist sofortige Detumeszenz einer vorherigen Erektion	Meist im Rahmen von Verkehrsunfällen, Straddle-Trauma, Sturz aus großer Höhe	Bissverletzungen, durch Masturbation mit spitzen Gegenständen, Stich- oder Schussverletzungen, insgesamt sehr selten
Mögliche Symptome	Penisdeviation zur nicht-rupturierten Seite, ausgedehntes Skrotal- und Penishämatom	Harnverhalt, Blutaustritt aus dem Meatus	Harnverhalt, Blutung aus der Harnröhre, oberflächliche Verletzungen am Penis
Diagnostik	Sonografie, ggf. MRT-Penis	Sonografie, RUG	Sonografie, RUG
Therapie	Kühlung, Hochlagern und Analgesie Operative Freilegung mit Schwellkörpernaht	Vorsichtiger Versuch der Anlage eines transurethralen Blasenkatheters ggf. über Draht, ansonsten Anlage eines suprapubischen Katheters	Tetanusprophylaxe, Antibiose, vorsichtiges Debridement, ggf. operative Versorgung der Harnröhrenverletzung

> **Bei einer Penisfraktur liegt in 15–20 % gleichzeitig eine Harnröhrenverletzung vor.**

> **Bei Verdacht auf Harnröhrenruptur ist vor jedem Katheterismus ein RUG notwendig.**

Literatur

AWMF. S2k-Leitlinie Sexuell übertragbare Infektionen (STI) – Beratung, Diagnostik und Therapie; Leitlinie Registernummer 059 – 006. https://register.awmf.org/assets/guidelines/059-006l_S2k_Sexuell-uebertragbare-Infektionen-Beratung-Diagnostik-Therapie-STI_2019-09.pdf. Zugegriffen am 09.10.2023

EAU guidelines on urological trauma. Edn. presented at the EAU Annual Congress, Madrid 2025. ISBN 978-94-92671-29-5

EAU guidelines on urological infections. Edn. presented at the EAU Annual Congress Madrid, Spain 2025. ISBN 978-94-92671-29-5

EAU guidelines on sexual and reproductive Health. Edn. presented at the EAU Annual Congress, Madrid 2025. ISBN 978-94-92671-29-5

EAU-ASCO Penile Cancer Guidelines. Edn. presented at the EAU Annual Congress Madrid 2025. ISBN 978-94-92671-29-5

Urosepsis

Henrike Beverungen, Fabian Erdenberger und Stefan Propping

Inhaltsverzeichnis

14.1 Anamnese und Symptome – 205

14.2 Diagnostik – 206

14.3 Definition SOFA-Score – 209

14.4 Therapie – 211

Literatur – 214

© Der/die Autor(en), exklusiv lizenziert an Springer-Verlag GmbH, DE, ein Teil von Springer Nature 2025
C. Siech et al. (Hrsg.), *Mein erster Dienst - Urologie*,
https://doi.org/10.1007/978-3-662-70304-5_14

Die Urosepsis ist eine Diagnose, die mit einem Symptomkomplex einher geht. Dennoch soll das Krankheitsbild in diesem Buch aufgrund der Lebensbedrohlichkeit berücksichtigt werden. Einer Urosepsis liegt eine schwergradige systemische Reaktion des Körpers auf eine urogenitale Infektion zugrunde, die mit einer hohen Mortalität von bis zu 10 % einhergeht.

Eine Infektion, meist mit Enterobakterien oder grampositiven Erregern, findet auf Basis einer urologischen Erkrankung statt und bewirkt die Aktivierung einer komplexen Immunantwortkaskade, die Auswirkungen auf die Organfunktionen hat und sich in den sichtbaren Symptomen niederschlägt. Meist ist eine obstruktive Uropathie für die Entstehung einer Urosepsis verantwortlich.

Die Verdachtsdiagnose kann und muss frühzeitig anhand von Klinik, Vitalparametern, Laborchemie und Sonografie gesichert werden. Dazu sollte auch der SOFA-Score bestimmt werden.

Im Rahmen der initialen Therapie sollte in jedem Fall die Volumengabe zur Kreislaufstabilisierung, die kalkulierte Antibiotikagabe und der Wechsel allen Fremdmaterials erfolgen. Eine Verzögerung der antibiotischen Therapie um je eine Stunde verschlechtert das Outcome um über 5 %. Im Anschluss kann die weitere Diagnostik der zugrundeliegenden Ursache erfolgen. Essenziell ist dabei noch vor Beginn der antibiotischen Therapie die mikrobielle Asservierung von Urin und Blut.

14.1 Anamnese und Symptome

Bei einer Urosepsis geht es einerseits darum, diese zu erkennen und im nächsten Schritt die Ursache dieser herauszufinden.

Folgende Punkte sollten hinsichtlich systemischer Symptome beantwortet werden:
- Erheben der Vitalparameter (Temperatur, Puls, Blutdruck, Atemfrequenz, Urinausscheidung, Vigilanz)
- *Vorliegen einer vegetativen Begleitsymptomatik wie Fieber, Schüttelfrost oder Übelkeit*

Zur Abklärung der zugrundeliegenden Ursache und Abgrenzung möglicher Differenzialdiagnosen dienen die folgenden Punkte:
- Urologisch fokussierte Anamnese, inklusive Miktionsverhalten, Dysurie und Miktionsmenge (Poly-/Olig-/Anurie)
- Schmerzanamnese
- *Vorliegen urologischer Vorerkrankungen/-operationen* (z. B. Steinanamnese, Infektionen, Implantate im Harntrakt, Vorhandensein von Kathetern)
- Vorliegen von Begleiterkrankungen, die das Risiko für ein systemisches Übergreifen der Infektion erhöhen (z. B. Tumorerkrankung, Immundefizienz)
- Medikation (z. B. Analgetika, antibiotische Vorbehandlungen)

> **Risikofaktoren für die Entstehung einer Urosepsis**
> - Alter (≥ 65 Jahre)
> - Diabetes mellitus
> - Immunsuppression
> - Nosokomiale Harnwegsinfektionen in urologischen Abteilungen
> - Zustand nach urologischen Interventionen

14.2 Diagnostik

- **Körperliche Untersuchung**
- Urologisch fokussiert, wie in Kap. 1 beschrieben
- Erheben der Vitalparameter (Temperatur, Puls, Blutdruck, Atemfrequenz, Urinausscheidung, Vigilanz)
- Blutzucker Bestimmung
- Je nach möglicher Grunderkrankung ggf. Ergänzen einer kompletten körperlichen Untersuchung mit Auskultation von Herz und Lunge

> Bei der Urosepsis zeigen sich meist systemische Symptome wie Fieber, Tachykardie oder Hypotension und oftmals lokalisierte Beschwerden je nach Grunderkrankung.

- **Erweiterte Diagnostik**
- Blutentnahme inklusive venöser Blutgasanalyse (BGA), Entzündungsparameter, Gerinnung, Leberwerte

- ggf. weitere Laborparameter wie z. B. PCT, Herz- oder Pankreasenzyme sowie Cholestaseparameter je nach abzugrenzender Differenzialdiagnose
- Urinstatus und Urinkultur vor Beginn der antibiotischen Therapie
- Bei Fieber Abnahme von Blutkulturen (mindestens zwei Blutkultur-Sets mit mindestens einer aeroben und anaeroben Flasche)
- Ggf. Einsendung von Katheterspitzen oder Fremdkörperteilen zur mikrobiologischen Untersuchung
- Elektrokardiogramm (EKG)

- **Bildgebende Diagnostik**
- eFAST
- Sonografie des Harntrakts (Harnstau? Harnverhalt? Tumore? Nieren- oder Psoasabszess? Implantate erkennbar?)
- Transrektale Sonografie der Prostata (Prostatitis? Prostataabszess?)
- Sonografie der Hoden und Nebenhoden (Epididymitis? Orchitis? Hodenabszess?)
- Weitere Diagnostik je nach vermuteter oder bekannter Grunderkrankung (z. B. CT ggf. mit Kontrastmittel des Abdomens bei Urolithiasis oder Nierenabszess oder des Beckens bei Prostatitis, Röntgen-Thorax zum Ausschluss einer Pneumonie)

Andere Sepsis verursachende Erkrankungen (nur häufige gelistet)

- Endokarditis
- Pneumonie
- Pleuraempyem
- Mediastinitis
- Lungenabszess
- Anastomoseninsuffizienz im Gastrointestinaltrakt
- Peritonitis
- Leberabszess
- Cholezystitis
- Cholangitis
- Nekrotisierende Pankreatitis
- Abszedierende Tonsillitis
- Mundbodenphlegmone
- Meningitis
- Erysipel
- Abszedierende Infekte
- Darmassoziierte Translokationssepsis in Neutropenie, insbesondere nach Chemo- oder Immuntherapie

Die Sonografie aller urologischen Organe sollte bei unbekannter Grunderkrankung und vermutetem urologischen Fokus unbedingt zeitnah als orientierende diagnostische Untersuchung erfolgen.

Ist eine urologische Ursache nicht zu eruieren, muss bei instabilen Patient:innen sofort eine weitergehende Untersuchung hinsichtlich anderer Erkrankungen erfolgen und hierzu sollten auch Kolleg:innen anderer Fachrichtungen hinzugezogen werden. Die häufigste Sepsisursache ist die Pneumonie.

14.3 Definition SOFA-Score

SOFA steht für „Sequential Organ Failure Assessment" (engl. für „sequentielle Organfehlfunktionerhebung") und dient ursprünglich der Beurteilung von intensivpflichtigen Patient:innen hinsichtlich ihres Mortalitätsrisikos anhand des Grades der Organdysfunktion. Es werden 6 Organsysteme mithilfe spezifischer Parameter beurteilt und pro Organsystem 0–4 Punkte (0 = normale Funktion, 4 = massiv eingeschränkte Funktion) vergeben. Der SOFA-Score sollte alle 24 h bestimmt werden.

Der SOFA-Score ist sensitiv, aber nicht spezifisch für eine Sepsis. Der Score ermöglicht die Einschätzung der Schwere des aktuellen Zustands. Die SIRS-Kriterien sind durch den SOFA-Score abgelöst worden.

SOFA-Score: Bestimmung und Auswertung		
Organsystem und spezifischer Parameter	Parameterdaten	Punktzahl
Atemtätigkeit: paO_2/FiO_2 (mmHg)	≥ 400 < 400 < 300 < 200 und Beatmung < 100 und Beatmung	0 1 2 3 4
ZNS: GCS	15 13–14 10–12 6–9 < 6	0 1 2 3 4

(Fortsetzung)

SOFA-Score: Bestimmung und Auswertung		
Organsystem und spezifischer Parameter	Parameterdaten	Punktzahl
Herz-Kreislauf-System: mittlerer arterieller Blutdruck (MAP) oder Einsatz von Vasopressoren	MAP $\geq$ 70 mmHg	0
	MAP < 70 mmHg	1
	Dopamin $\leq$ 5 µg/kg/min oder Dobutamin (Dosierung egal)	2
	Dopamin > 5 µg/kg/min oder Adrenalin $\leq$ 0,1 µg/kg/min oder Noradrenalin $\leq$ 0,1 µg/kg/min	3
	Dopamin > 15 µg/kg/min oder Adrenalin > 0,1 µg/kg/min oder Noradrenalin > 0,1 µg/kg/min	4
Leberfunktion: Bilirubin (mg/dl)	< 1,2	0
	1,2–1,9	1
	2,0–5,9	2
	6,0–11,9	3
	> 12,0	4
Blutgerinnung: Thrombozyten ($\times 10^3$/µl)	$\geq$ 150	0
	< 150	1
	< 100	2
	< 50	3
	< 20	4
Nierenfunktion: Kreatinin (mg/dl)	< 1,2	0
	1,2–1,9	1
	2,0–3,4	2
	3,5–4,9	3
	> 5	4

SOFA-Score: Bestimmung und Auswertung		
Organsystem und spezifischer Parameter	Parameterdaten	Punktzahl
Auswertung	Eine Organdysfunktion liegt vor, wenn der SOFA-Score um ≥ 2 Punkte ansteigt	

Eine vereinfachte Form des SOFA-Scores ist der qSOFA-Score. Dieser dient der Einschätzung der Patient:innen in präklinischen Situationen und Notaufnahmen bei Verdacht auf eine Sepsis.

- **qSOFA-Score**
- Atemfrequenz ≥ 22/min
- Verändertes Bewusstsein (GCS < 15)
- Systolischer Blutdruck ≤ 100 mmHg

Bei Patient:innen, die 2 der folgenden 3 qSOFA-Kriterien erfüllen, ist von einem schlechteren Outcome auszugehen.

14.4 Therapie

Mit der Therapie der Urosepsis sollte nach initialer Anamnese, körperlicher Untersuchung und weiterer Diagnostik sofort begonnen werden. Zunächst erfolgt die symptomatische Therapie zur schnellstmöglichen Stabilisierung des:der Patient:in und anschließend bzw. überlappend die Therapie der Grunderkrankung.

Im Rahmen der initialen symptomatischen Therapie ist Folgendes zu beachten

- Verlegung auf Intensivstation in Rücksprache mit diensthabender:m Oberärzt:in und Intensivmediziner:in je nach Klinik erwägen
- 2 großlumige intravenöse Zugänge (wenigstens ein „grüner" Zugang. Wichtig: Die Durchflussrate von peripheren Verweilkanülen steigt exponentiell zum Durchmesser dieser an)
- Kreislaufmonitoring
- Aggressive Volumen- und Sauerstofftherapie (z. B. kristalloide Lösungen wie Ringer-Lösung)
- Ggf. Vasopressorentherapie bei septischen Schock mit persistierender Hypotension unter Volumentherapie (nur auf Intensivstation!)
- Ggf. Dialyse und Beatmung (nur auf Intensivstation!)
- Beginn kalkulierte Breitspektrumsantibiose (z. B. Cefotaxim oder Piperacillin/Tazobactam, Metronidazol bei vermuteter Anaerobierinfektion bei Peritonitis, Wundinfektion oder Fournier-Gangrän)
    - Anpassung im Verlauf je nach mikrobiologischem Befund
    - Bei fehlendem Erregernachweis und Verbesserung des:der Patient:in Deeskalation auf Monotherapie
- Evaluation aller Fremdkörper (z. B. Kathetermaterial, DJ-Schienen, zentralvenöse Zugänge) und Entfernung oder Wechsel soweit möglich
- Pharmakologische Prophylaxe einer venösen Thromboembolie (ggf. Beginn erst nach geplanter Intervention)

Nach Diagnose der zugrundeliegenden Ursache der Urosepsis, muss diese suffizient und zeitnah behandelt werden. Je früher der Behandlungsbeginn, desto geringer die Mortalität und desto höher die Überlebenswahrscheinlichkeit. Die Dauer der antibiotischen Therapie beträgt für die meisten Infektionen 7–10 Tage. Nach effektiver Fokuskontrolle kann auch eine kürzere Behandlungsdauer erwogen werden. Es sollte eine tägliche Beurteilung hinsichtlich der Deeskalation der antibiotischen Therapie erfolgen. Hier sollte die Rücksprache mit fachärztlichen Kolleg:innen erfolgen. In den meisten Krankenhäusern liegen Analysen des Keimspektrums vor. Hier kann sich auf lokale Antibiotikaempfehlungen gestützt werden.

Mögliche zugrundeliegende Ursachen einer Urosepsis und ihre Therapien	
Ursache	Therapie
Pyelonephritis	Ggf. Einlage retrograder Harnleiterschiene, ggf. Drainierung von Abszessen
Nierenabszess	Ggf. Drainierung oder operative Entlastung des Abszess, Nephrektomie bei funktionsloser Niere
Infizierte Hydronephrose	Einlage retrograder Harnleiterschiene oder perkutaner Nephrostomie
Prostatitis	Suprapubische Harnableitung, ggf. Drainierung von Abszessen
Epididymitis/Orchitis	Kühlung, Hochlagerung, bei Abszedierung Epididymektomie

(Fortsetzung)

Mögliche zugrundeliegende Ursachen einer Urosepsis und ihre Therapien

Ursache	Therapie
Fournier-Gangrän	Radikale Exzision der Nekrosen bis in das gesunde Gewebe hinein
Iatrogen: Implantate, Katheter, Wundinfektionen	Wechsel allen Fremdmaterials soweit möglich

Die Therapie der Urosepsis muss vor Nachweis des Erregers kalkuliert erfolgen.

Bei diesem schwerwiegenden Krankheitsbild ist unbedingt der Hintergrunddienst zu informieren und bei instabilen Patient:innen die Intensivmedizin mit einzubeziehen.

Literatur

AWMF. S3-Leitlinie Sepsis – Prävention, Diagnose, Therapie und Nachsorge. AWMF-Registernummer: 079 - 001. https://register.awmf.org/assets/guidelines/079-001l_S3_Sepsis-Praevention-Diagnose-Therapie-Nachsorge_2020-03_01-abgelaufen.pdf. Zugegriffen am 12.05.2025

EAU Guidelines on Urological Infections. Edn. presented at the EAU annual congress Milan March 2023. ISBN 978-94-92671-19-6

Kinderurologische Symptomkomplexe

Barbara Nübel, Paul König und Marios Marcou

Inhaltsverzeichnis

15.1 Anamnese und Symptome – 217

15.2 Diagnostik – 218

15.3 Differenzialdiagnosen – 219
15.3.1 Fieberhafter Infekt/Flankenschmerzen – 219
15.3.2 Akutes Skrotum/Hodenschmerzen – 221
15.3.3 Hodenhochstand – 223

© Der/die Autor(en), exklusiv lizenziert an Springer-Verlag GmbH, DE, ein Teil von Springer Nature 2025
C. Siech et al. (Hrsg.), *Mein erster Dienst - Urologie*,
https://doi.org/10.1007/978-3-662-70304-5_15

15.3.4 Phimose – 224
15.3.5 Hydronephrose und Differenzialdiagnosen – 226

Literatur – 229

Kinderurologische Symptomkomplexe

Die Kinderurologie stellt einen wichtigen Teilbereich der Urologie mit einem klinisch breiten Spektrum von akuten Notfällen bis hin zu seltenen komplexen Fehlbildungen und Syndromen dar. Das heterogene, pädiatrische Patientengut stellt hohe Ansprüche an die:den Untersucher:in. Das folgende Kapitel gibt einen Überblick über die wichtigsten kinderurologischen Symptomkomplexe sowie über den generellen Umgang mit pädiatrischen Patient:innen.

15.1 Anamnese und Symptome

Die Heterogenität des Patientenguts von Neugeborenen bis hin zur Adoleszenz stellt spezielle Ansprüche an die:den Untersucher:in im Hinblick auf Anamneseführung, körperliche Untersuchung und Diagnostik sowie die Kommunikation mit den Patient:innen selbst als auch mit ihren Begleitpersonen. Wenn Erwachsene mit Beschwerden in die Notaufnahme oder zu einem:einer Urolog:in kommen, lassen sich die Probleme mit Hilfe einer ausführlichen Anamnese eruieren. Schwieriger verhält es sich bei Babys oder Kleinkindern, die noch nicht in Worten ausdrücken können, was ihnen fehlt. Hier ist die Fremdanamnese der Eltern wichtig, die die Verhaltensveränderungen ihrer Kinder am besten wahrnehmen können. Dennoch sollten die Kinder nicht außer Acht gelassen werden. Sobald sie ihre Beschwerden selbstständig beschreiben können, sollten Kinder in die Anamneseerhebung mit einbezogen werden.

> **Wichtige Inhalte der kinderurologischen Anamnese**
> - Welche Beschwerden liegen vor? Seit wann bestehen diese?
> - Relevante Vorerkrankungen und/oder Voroperationen?
> - Miktionsanamnese, Harnwegsinfekte in der Vergangenheit
> - Medikation, Impfstatus
> - Allergien
> - (Auffälligkeiten während der Schwangerschaft/Geburt)

15.2 Diagnostik

- **Körperliche Untersuchung**

Die körperliche Untersuchung unterscheidet sich nicht von einer urologischen, körperlichen Untersuchung bei Erwachsenen. Allerdings kann es je nach „Motivation" der kleinen Patient:innen zur Geduldsprobe für die:den Untersucher:in werden. Zusätzlich sollten immer die Vitalparameter, insbesondere die Körpertemperatur, bestimmt werden.

- **Weitere Diagnostik**

Zur Reduktion der Kontamination durch Keime der Urogenitalflora sowie durch Leukozyten sollte vor Urinabgabe eine Reinigung des äußeren Genitals erfolgen.

Kinderurologische Symptomkomplexe

Arten der Uringewinnung	
Mittelstrahlurin	Bei Kindern mit bereits vorhandener Blasenkontrolle Verwendung von Mittelstrahlurin
Clean Catch Urin	Mittelstrahluringewinnung durch Abwarten der Spontanmiktion und Auffangen des Urins bei Kindern ohne Blasenkontrolle
Einmalkatheterismus	Geringe Kontaminationsraten. Selten angewandt
Blasenpunktionsurin	Geringe Kontaminationsraten. Sehr selten angewandt
Beutelurin	Hohe Kontaminationsrate. Bei einem auffälligen Befund des Beutelurins sollte eine erneute Urindiagnostik durch ein anderes der genannten Verfahren erfolgen

15.3 Differenzialdiagnosen

15.3.1 Fieberhafter Infekt/ Flankenschmerzen

Symptome, die auf einen (fieberhaften) Infekt hinweisen können
- Fieber
- Abgeschlagenheit
- Trinkschwäche

- Änderung im Verhalten der Nahrungs- und Flüssigkeitsaufnahme
- Selten isolierte Flankenschmerzen

Kinder mit fieberhaftem Harnwegsinfektion/Pyelonephritis werden in der Regel zunächst in pädiatrischen Notaufnahmen vorstellig und dort im akuten Infekt ambulant oder stationär behandelt.

Indikationen für eine stationäre Aufnahme beim fieberhaften Harnwegsinfekt
- Früh- und Neugeborene sowie Säuglinge in den ersten 3 Lebensmonaten
- Verdacht auf Urosepsis
- Verweigerung von Nahrungs- bzw. Flüssigkeitsaufnahme
- Durchfall und Erbrechen
- Pyelonephritiden bei hochgradiger Harntransportstörung

Nach Therapie des akuten Infektionsgeschehens erfolgt die weiterführende Evaluation der Ursachen. Hierfür dienen als diagnostische Mittel eine Sonografie sowie im Verlauf und bei entsprechender Indikation eine Miktionsurosonografie oder Miktionszystourethrogramm (MCU). Mittels DMSA-Nierenszintigrafie können darüber hinaus Parenchymnarben als Korrelat stattgehabter fieberhafter Harnwegsinfekte detektiert werden Gesellschaft für Pädiatrische Nephrologie und Arbeitskreis Kinderund Jugendurologie der Deutschen Gesellschaft für Urologie (2021a, b).

15.3.2 Akutes Skrotum/Hodenschmerzen

Auch im Kindesalter kann ein akutes Skrotum auftreten. Wir verweisen in dem Zusammenhang auf Kap. 11. In diesem Unterkapitel heben wir kinderurologische Besonderheiten hervor:

Wichtige kinderurologische Differenzialdiagnosen des Hodenschmerzes (Deutsche Gesellschaft für Kinderchirurgie und Deutsche Gesellschaft für Urologie 2015)	
Hodentorsion	In jedem Alter möglich, am häufigsten während oder nach der Pubertät
	Präpubertäre Hodentorsionen gehäuft bereits intrauterin, bei Neugeborenen oder im ersten Lebensjahr
Hydatidentorsion	Torsion des Gefäßstiels eines embryonalen Reliktes von z. B. dem Müller- oder Wolff- Gang. Je länger der Gefäßstiel ist, desto höher die Wahrscheinlichkeit einer Torsion
	Altersgipfel im präpubertären Alter zwischen 7 und 12 Jahren
	Diagnostik mittels Sonografie
	Therapie der Wahl ist das konservative Vorgehen mit körperlicher Schonung, Analgesie und lokalen Maßnahmen, wie Kühlpacks. Bei ausbleibender Besserung nach wenigen Tagen, aber auch bei Unsicherheit des Befunds sollte eine operative Freilegung zum Ausschluss einer Hodentorsion erfolgen

(Fortsetzung)

Wichtige kinderurologische Differenzialdiagnosen des Hodenschmerzes (Deutsche Gesellschaft für Kinderchirurgie und Deutsche Gesellschaft für Urologie 2015)	
Akutes idiopathisches Skrotalödem	Blickdiagnose
	Plötzlich auftretende ödematöse Schwellung des Skrotums mit deutlichem Erythem
	Kann schmerzhaft oder schmerzlos sein und nur eine Seite des Skrotums oder auch das komplette Skrotum betreffen. Zum Teil auch Ausbreitung bis in die Leisten
	Sonografische Darstellung des Fountain-Sign (verdickte Skrotalhaut sowie eine in Form eines Springbrunnes verstärkte Perfusion zwischen den beiden Hoden)
	Rückbildung in der Regel innerhalb weniger Tage. Unterstützung durch lokal kühlende Maßnahmen, Schonung und Analgesie
Inkarzerierte Leistenhernie	Entsteht durch einen noch nicht vollständig verschlossenen Processus vaginalis in den ersten Lebensjahren
	Frühzeitig der:die kinderchirurgische Kolleg:in hinzuziehen
Epididymitis	Besonderheit: Urin oftmals unauffällig hinsichtlich HWI

> **Bei einem unklaren akuten Skrotum sollte im Zweifelsfall eine operative Hodenfreilegung erfolgen!**

15.3.3 Hodenhochstand

Ein (neu aufgefallener) Hodenhochstand ist kein Notfall, aber ein häufiger Grund zur Besorgnis der Eltern. Grundsätzlich muss beim Hodenhochstand zwischen Leisten-, Gleit- und Pendelhoden unterschieden werden. Grundsätzlich sollte der Deszensus bis zum 1. Geburtstag abgeschlossen sein (Deutsche Gesellschaft für Kinderchirurgie und Deutsche Gesellschaft für Urologie 2015).

Arten des Hodenhochstands	
Pendelhoden	Physiologischer Zustand, der keiner operativen Korrektur bedarf. Bei Anspannung der Cremasterfasern, z. B. bei Aufregung oder Kälte, kommt es zu einem temporären Aufsteigen des betroffenen Hodens. Im entspannten Zustand liegt der Pendelhoden zumeist skrotal
Gleithoden	Der Gleithoden liegt im Leistenkanal, lässt sich aber kurzfristig ins Skrotalfach mobilisieren und steigt dann sofort wieder auf
Leistenhoden	Der Leistenhoden hingegen lässt sich nicht ins Skrotalfach mobilisieren und ist fixiert

> **Im Gegensatz zum Pendelhoden ist im Falle eines Gleit- oder Leistenhodens eine operative Therapie notwendig!**

15.3.4 Phimose

Als Phimose/Vorhautenge wird der Zustand bezeichnet, bei dem das Präputium nicht atraumatisch über die Glans zurückgezogen werden kann.

Arten der Phimose	
Physiologische Phimose	Bei Säuglingen und Kleinkindern
Nichtphysiologische Phimose	
– Primäre Phimose	Ausbleibende Rückbildung der physiologischen Phimose
– Sekundäre Phimose	Narbige Enge, die z. B. aufgrund von Hauterkrankungen, wie Lichen sclerosus oder durch traumatische Retraktionsversuche entsteht

Ziel einer Behandlung einer Phimose sollte immer das Erlangen von Beschwerdefreiheit und Retrahierbarkeit unter Erhalt des Präputiums sein. Zunächst sollte immer erst eine konservative Therapie unter Verwendung von kortisonhaltiger Salbe (z. B. Betamethason 0,1 % 2-mal täglich für 4 Wochen) erfolgen. Erst bei Versagen der konservativen Therapie kommt eine operative Therapie (dorsale Inzision, Teil- oder radikale Zirkumzision) in Betracht.

Kinderurologische Symptomkomplexe

Kinderurologische Notfälle am Penis (Deutsche Gesellschaft für Kinderchirurgie (DGKCH) 2022)

Paraphimose	**Ursache:** Durch ein Zurückziehen der verengten Vorhaut hinter die Glans ohne darauffolgende Reposition verursacht. Minderdurchblutung und fehlende Abflussmöglichkeiten führen zur Ausbildung eines Ödems. Je stärker die Vorhaut durch das Ödem anschwillt, desto schwieriger die Reposition
	Maßnahme: Sofortige Reposition der Paraphimose, ggf. unter Anwendung eines Lokalanästhetikums oder im Notfall im OP. Unter manueller Kompression des Vorhautödems für mehrere Minuten lassen sich die meisten Paraphimosen beheben
Frenulumeinriss	**Ursache:** Bleibt nach physiologischer Lösung der Vorhaut ein zu kurzes Frenulum zurück, kann dies z. B. im Rahmen eines Geschlechtsverkehrs einreißen und stark bluten
	Erstmaßnahme: Manuelle Kompression. Sofern nicht ausreichend, Therapieversuch mit einigen Tropfen Xylometazolinhydrochlorid, das eine Vasokonstriktion bewirkt
	Ultima Ratio: Operative Versorgung bei persistierender Blutung
	Im Verlauf: Frenulumplastik zur Vermeidung erneuter Einrisse

(Fortsetzung)

Kinderurologische Notfälle am Penis (Deutsche Gesellschaft für Kinderchirurgie (DGKCH) 2022)	
Balanoposthitis	**Ursache:** Entzündung des Präputiums und/oder Glans aufgrund fehlender Reinigung
	Klinik: Rötung und Schwellung sowie Schmerzen und in einigen Fällen auch Eiteransammlung
	Maßnahmen: lokale Maßnahmen wie Kamillesitzbäder, kühlende Umschläge und regelmäßiges Abduschen. Nur bei ausgeprägten Befunden oder zeitverzögertem Symptomrückgang antibiotische Therapie (lokal oder systemisch)

15.3.5 Hydronephrose und Differenzialdiagnosen

Im Kindesalter stellt die Hydronephrose deutlich seltener einen akuten Notfall dar. Bezüglich Urolithiasis verweisen wir auf ▶ Abschn. 7.3.1. Im Folgenden werden die wichtigsten Differenzialdiagnosen, welche im Kindesalter mit einer Hydronephrose einhergehen, beschrieben.

Kinderurologische Symptomkomplexe

Wichtige Differenzialdiagnosen der kindlichen Hydronephrose (EAU Guidelines on Pediatric Urology 2023)

Vesikoureterorenaler Reflux (VUR)	Retrogrades Zurückströmen des Urins während der Füllungs- oder der Miktionsphase
	Klinik: asymptomatische Hydronephrose bis hin zu rezidivierenden Pyelonephritiden mit komplikativen Verläufen
	Primärer Reflux: Abwarten der Maturation (ggf. unter antibiotischer Low-Dose-Prophylaxe). Bei ausbleibender Maturation oder fieberhaften Durchbruchsinfekten operative Therapie mittels Antirefluxplastik
	Sekundärer Reflux: z. B. posteriore Harnröhrenklappen. Höhergradiger Reflux kann durch eine präobstruktive Druckerhöhung Schäden der Harnblase und des oberen Harntrakts bis hin zur terminalen Niereninsuffizienz induzieren (Blasenentleerungsstörungen, „Klappenblase", VUR-Reflux mit Hydronephrose und Megaureteren, Nierendysplasie). Therapie: Entlastung der Harnblase mittels suprapubischem Blasenkatheter und im weiteren Verlauf Schlitzung der Harnröhrenklappen
	Eine weitere Ursache für einen sekundären VUR ist eine neurogene Blasenentleerungsstörung

(Fortsetzung)

Wichtige Differenzialdiagnosen der kindlichen Hydronephrose (EAU Guidelines on Pediatric Urology 2023)

Ureterabgangsenge	Obstruktive Engstelle am Übergang vom Nierenbecken zum proximalen Harnleiter, die häufig bereits pränatal als sonografischer Zufallsbefund auffallen
	Klinik: Selten fieberhafte Harnwegsinfektionen und Pyelonephritiden sowie Flankenschmerzen, Übelkeit und Erbrechen oder Gedeihstörungen im Neugeborenen- und Säuglingsalter
	Diagnostik: Sonografie mit Darstellung eines ballonierten Nierenbeckens. Bestimmung anteriorer-posteriorer Durchmesser des Nierenbeckens. MAG3-Nierenfunktionsszintigrafie zum Nachweis einer urodynamisch wirksamen Obstruktion
	Therapie: Pyeloplastik bei symptomatischen Verlaufsformen sowie bei asymptomatischen Verläufen mit Nierenfunktionseinschränkungen mit einem funktionellen Seitenanteil < 40 %, abnehmender Seitenanteil von > 10 %, sonografisch progredientem a.p.-Durchmesser, höhergradiger Hydronephrose (Grad III–IV) oder urodynamisch relevanter Harnabflussstörung

> Eine Hydronephrose im Kindesalter ist selten ein akuter Notfall mit der Notwendigkeit einer sofortigen Harnableitung. Wichtig: Ruhe bewahren und sorgfältige Diagnostik!

Literatur

Deutsche Gesellschaft für Kinderchirurgie (DGKCH) (2022) S2k Leitlinie „Phimose und Paraphimose bei Kindern und Jugendlichen" Stand 12/2021. https://register.awmf.org/assets/guidelines/006-052l_S2k_Phimose-Paraphimose-Kinder-Jugendliche_2022-03_02.pdf. Zugegriffen am 23.11.2023

Deutsche Gesellschaft für Kinderchirurgie und Deutsche Gesellschaft für Urologie (2015) Akutes Skrotum im Kindesalter. S2k-Leitlinie 006/023, Stand 08/2015. https://register.awmf.org/assets/guidelines/006-023l_S2k_Akutes_Skrotum_Kinder_Jugendliche_2015-08-abgelaufen.pdf. Zugegriffen am 23.11.2023

EAU Guidelines on Pediatric Urology. Edn. presented at the EAU annual congress Milan 2023. ISBN 978-94-92671-19-6. EAU-Guidelines-on-Paediatric-Urology-2023.pdf (d56bochluxqnz.cloudfront.net). Zugegriffen am 13.11.2023

Gesellschaft für Pädiatrische Nephrologie und Arbeitskreis Kinder- und Jugendurologie der Deutschen Gesellschaft für Urologie (2021a) Interdisziplinäre S2k-Leitlinie: Harnwegsinfektionen im Kindesalter: Diagnostik, Therapie und Prophylaxe. Version 1, 23.08.2021. https://www.awmf.org/leitlinien/detail/anmeldung/1/ll/166-004.html. Zugegriffen am 18.11.2023

Gesellschaft für Pädiatrische Nephrologie und Arbeitskreis Kinder- und Jugendurologie der Deutschen Gesellschaft für Urologie (2021b) Interdisziplinäre S2k-Leitlinie: Harnwegsinfektionen im Kindesalter: Diagnostik, Therapie und Prophylaxe. Version 1, 23.08.2021. https://www.awmf.org/leitlinien/detail/anmeldung/1/ll/166-004.html. Zugegriffen am 23.11.2023

Management von Nebenwirkungen der Chemo- und/oder Immuntherapie

Clara Humke, Jan Kasperek und Séverine Banek

Inhaltsverzeichnis

16.1 Wirkung und Zulassungsindikationen verschiedener Chemo- und Immuncheckpoint-Inhibitor-Therapien – 233

© Der/die Autor(en), exklusiv lizenziert an Springer-Verlag GmbH, DE, ein Teil von Springer Nature 2025
C. Siech et al. (Hrsg.), *Mein erster Dienst - Urologie*,
https://doi.org/10.1007/978-3-662-70304-5_16

16.1.1 Wirkung und Zulassungsindikationen verschiedener Chemotherapien – 233
16.1.2 Wirkung und Zulassungsindikationen verschiedener Immuncheckpoint-Inhibitor-Therapien – 234

16.2 Anamnese und Symptome – 235

16.3 Diagnostik – 235

16.4 Differenzialdiagnosen – 238
16.4.1 Chemotherapieassoziierte Nebenwirkungen (Hauner et al. 2017; S3-Leitlinie Supportive Therapie n.d.) – 238
16.4.2 Immuntherapievermittelte Nebenwirkungen – 246

Literatur – 253

16.1 Wirkung und Zulassungsindikationen verschiedener Chemo- und Immuncheckpoint-Inhibitor-Therapien

16.1.1 Wirkung und Zulassungsindikationen verschiedener Chemotherapien

Hier werden lediglich die aktuell häufigsten Chemotherapieregime in der Urologie aufgelistet.

Wirkung und Zulassungsindikationen verschiedener Chemotherapien in der Urologie	
Indikation	Zytostatika
Hodenkarzinom	Cisplatin + Etoposid + Bleomycin
	Carboplatin Monotherapie (AUC 7)
Prostatakarzinom	Docetaxel
	Cabazitaxel
Urothelkarzinom	Cisplatin + Gemcitabin
	Carboplatin + Gemcitabin

16.1.2 Wirkung und Zulassungsindikationen verschiedener Immuncheckpoint-Inhibitor-Therapien

Immuncheckpoint-Inhibitoren (ICI) sind monoklonale Antikörper und richten sich gegen die Kontrollmoleküle, die sogenannten „Checkpoints" (z. B. anti-PD-1/PD-L1, anti-CTLA-4), welche physiologischerweise die Signalwege zwischen T-Zellen und antigenpräsentierenden Zellen hemmen. ICI verhindern diesen Mechanismus und aktivieren die Tumorabwehr der T-Zellen. Die unspezifische T-Zell-Aktivierung, welche durch ICI bedingt ist, induziert häufig eine Vielzahl autoimmuner und autoinflammatorischer Prozesse, die jedes Organsystem betreffen können.

Wirkung und Zulassungsindikationen verschiedener Immuncheckpoint-Inhibitoren (ICI) in der Urologie			
Zielstruktur	Wirkstoff	Indikation	Halbwertszeit (circa)
PD-1	Pembrolizumab	Nierenzell-/Urothelkarzinom	26 Tage
	Nivolumab		25 Tage
PD-L1	Avelumab	Urothelkarzinom	6 Tage
	Atezolizumab		27 Tage
CTLA-4	Ipilimumab	Nierenzellkarzinom	15 Tage

16.2 Anamnese und Symptome

Die Anamnese inklusive Symptomerhebung dient der Evaluation der zugrundeliegenden Ursachen und zur Abgrenzung möglicher Differenzialdiagnosen. Folgende Punkte sollten beachtet werden:
- Allgemein-, Familien- und Medikamentenanamnese
- Spezifische uroonkologische Anamnese: aktuelle Systemtherapie, Anzahl an Zyklen, Dosierung, vorherige Systemtherapie
- Fragen zu Leitsymptomen:
  - Fieber
  - Veränderung der Stuhlgewohnheiten
  - Kopfschmerzen (v. a. frontal)
  - Starke Fatigue
  - Respiratorische Symptomatik (Husten, Auswurf, Atemfrequenz)
  - Haut- und Schleimhautveränderungen
  - Neurologische Symptomatik
  - Arthralgien
  - Veränderung der Miktionssituation
  - Peripheres Ödem

16.3 Diagnostik

Um den Schweregrad einer systemtherapieinduzierten Nebenwirkung einschätzen zu können und eine weitergehende Diagnostik einzuleiten, sind nach einer ausführlichen Anamnese inklusive Medikation, eine körperliche Untersuchung, Erhebung der Vitalparameter (Blutdruck,

Puls, Sauerstoffsättigung, Atemfrequenz und Temperatur) sowie die Bestimmung von Laborwerten unerlässlich.

- **Körperliche Untersuchung**
- Urologisch fokussiert, wie in ▶ Kap. 1 beschrieben, zusätzlich
    - Untersuchung des Abdomens mittels Inspektion, Auskultation, Perkussion und Palpation
    - Auskultation von Lunge/Herz
    - Inspektion der Haut sowie der Schleimhäute (Mund inklusive Zunge und Zahnfleisch)
    - Orientierende neurologische Untersuchung: Kraft, Sensibilität, Beweglichkeit Gelenke und Wirbelsäule
- Erheben der Vitalparameter (Ausschluss Sepsis/Schock)

- **Erweiterte Diagnostik**
- Blutentnahme
    - Differenzialblutbild
    - Serumelektrolyte (Na^+, K^+, Ca^{2+})
    - Leberfunktion (GOT, GPT, yGT, Bilirubin)
    - Retentionsparameter (Kreatinin, Harnstoff)
    - Endokrine Parameter (TSH, fT3, fT4, Glukose, Lipase, ggf. Kortisol (nüchtern))
    - Blutgasanalyse (pH, Bikarbonat, Laktat)
    - ggf. Virusserologie (Cytomegalovirus, Epstein-Barr-Virus, Hepatitis A/B/C)
- Urinstatus und ggf. Anlage Urinkultur

- **Bildgebende Diagnostik**
- Orientierende Sonografie des Abdomens: Harnstau? Freie Flüssigkeit? Harnverhalt? Stehende Darmschlingen?
- Ggf. CT-Abdomen/CT-Thorax

Checkliste: Diagnostik bei Verdacht einer Nebenwirkung durch die Immun-/Chemotherapie			
Was?	Wann?	Wer?	Wo?
Vitalparameter erheben (Blutdruck, Temperatur, Puls, O_2-Sättigung)	Sofort; ggf. (Umkehr)isolierung	Pflege	Notaufnahme
Venenzugang legen Blutentnahme mit venöser BGA	Sofort	Dienstärzt:in/ Pflege	Notaufnahme/ Bett
Vorsichtige Flüssigkeitssubstitution i.v.	Nach Erstsichtung	Dienstärzt:in/ Pflege	Notaufnahme/ Bett
Ggf. EKG	Nach Erstsichtung; z. B. bei Elektrolytstörung	Dienstärzt:in/ Pflege	Notaufnahme/ Bett
Ggf. CT-Abdomen/CT-Thorax anmelden	Nach Erstsichtung	Dienstärzt:in	Notaufnahme/ Station
Info an Hintergrunddienst	Nach Erstmaßnahmen	Dienstärzt:in	An einem ruhigen Ort

16.4 Differenzialdiagnosen

16.4.1 Chemotherapieassoziierte Nebenwirkungen (Hauner et al. 2017; S3-Leitlinie Supportive Therapie n.d.)

Sehr häufige Nebenwirkungen > 10 % (Grad 1–4)	Zytostatikum
Stomatitis/Mukositis	Bleomycin Cisplatin Docetaxel
Diarrhö	Cabazitaxel, Docetaxel Cisplatin
Nausea und Emesis	Cabazitaxel Carboplatin Cisplatin
Neutropenie	Docetaxel, Cabazitaxel Cisplatin Gemcitabin Etoposid

Asymptomatische und symptomatische Neutropenie

> Eine wichtige Nebenwirkung der Chemotherapie und zugleich onkologischer Notfall aufgrund der erhöhten Mortalität ist die Neutropenie.

- **Definition**
  - Die Neutropenie wird definiert als Nachweis neutrophiler Granulozyten < 500/µl bzw. als Nachweis neutrophiler Granulozyten < 1000/µl mit vorhersehbarem Abfall < 500/µl innerhalb der nächsten zwei Tage.
  - Es wird zwischen der asymptomatischen Neutropenie ohne Fieber oder Anzeichen einer Infektion und der symptomatischen Neutropenie mit Fieber oder Schüttelfrost unterschieden.
  - Bei der febrilen Neutropenie kommt es neben einer niedrigen Granulozytenzahl zu einem Temperaturanstieg von > 38,3 °C oder 2-mal innerhalb von 12 h gemessener Temperatur von > 38,0 °C oder einer Temperatur von 38,0 °C über einen Zeitraum von 1 h.

- **Körperliche Untersuchung und Diagnostik**

> **Bei Patient:innen mit Fieber in der Neutropenie dürfen diagnostische Maßnahmen den Beginn einer angemessenen, antibiotischen Therapie nicht verzögern. Nach Abnahme von zwei unabhängigen Blutkulturen ist der unmittelbare Beginn einer antimikrobiellen Therapie erforderlich.**

Häufigster Infektfokus sind die Lunge, der Gastrointestinaltrakt, der Urogenitaltrakt und Haut- bzw. Katheterinfektionen.
- Allgemeine körperliche Untersuchung und erweiterte Diagnostik wie in ▶ Abschn. 16.3.

Fokusunabhängig:
- Abnahme von zwei getrennten Blutkulturpaaren (aerob und anaerob) **vor Beginn der antibiotischen Therapie**. Bei liegendem Zentralenvenenkatheter (ZVK) soll ein Paar aus der peripheren Vene und ein Paar aus dem ZVK entnommen werden.

Fokusorientiert:
- Respiratorische Symptomatik? → CT-Thorax. Konventionelle Röntgenaufnahmen des Thorax werden nicht empfohlen
- Gastrointestinale Symptomatik? → Stuhlprobe, Sonografie Abdomen, ggf. CT-Abdomen
- Mukositis? → Abstrich Mundschleimhaut insbesondere bei gastrointestinalen Symptomen oder Laborauffälligkeiten
- Algurie, Dysurie und/oder Pollakisurie? → Urinstatus, ggf. Anlage Urinkultur
- Je nach Fokus ist die Diagnostikerweiterung mittels Echokardiografie (EKG), Bronchoskopie mit Lavage, Spiegelung des Augenhintergrunds notwendig.

■ Therapie

Die Therapie der febrilen Neutropenie und Indikation zur stationären Aufnahme richtet sich nach dem Risikoprofil der Patient:innen nach MASCC und der zu erwartenden Neutropeniedauer.

Risikofaktoren nach MASCC („multinational association for supportive care in cancer") bei Chemotherapiepatient:innen mit Neutropenie:

Klinische Beurteilung: – Außer Fieber keine Symptome – Mäßige Symptome – Schwere Symptome	5 3 0
Keine Hypotonie	5
Keine chronisch obstruktive Lungenerkrankung	4
Solider Tumor/keine vorherige Pilzinfektion	4
Keine Dehydrierung, die eine parenterale Substitution erfordert	3
Fieberbeginn außerhalb der Klinik	3
Patient:innenalter < 60 Jahre	2

Patient:innen mit niedrigem Risiko (MASCC-Scores > 20, erwartete Neutropeniedauer von weniger als 10 Tage, keine Fluorchinolonprophylaxe, keine ESBL-/MRSA-Kolonisierung) können ambulant mit oraler Antibiotikatherapie behandelt werden.

Empfohlene kalkulierte Therapie bei Patient:innen mit niedrigem Risiko:
- Ciprofloxacin 2 × 500 mg p.o. plus Amoxicillin/Clavulansäure 3 × 875/125 mg p.o.
- Bei Penicillinallergie: Ciprofloxacin 2 × 500 mg p.o. plus Clindamycin 3 × 600 mg p.o.
- Zunächst keine antimykotische Behandlung
- Zunächst keine Wachstumsfaktoren (G-CSF)

Hochrisikopatient:innen (MASCC-Scores < 20, Neutropeniedauer > 10 Tage, Fluorchinolonprophylaxe) müssen stationär behandelt werden (i.v.-Antibiotikatherapie).

Empfohlene kalkulierte Therapie bei Patient:innen mit hohem Risiko:
- Standard: Piperacillin/Tazobactam 3 × 4/0,5 g i.v. (Dosisanpassung GFR < 20 ml/min)
  Alternativ oder bei Penicillinallergie: Meropenem 3 ×1 g i.v. (Dosisanpassung bei GFR ≤ 50 ml/min)
- Antimykotika nur bei Risikofaktoren
- Wachstumsfaktoren (G-CSF) nur bei Risikofaktoren (Vgl. *S3-Leitlinie Supportive Therapie*)

Diarrhö

Häufig treten Diarrhöen als Folge einer Behandlung mit Chemotherapeutika auf. Eine Diarrhö besteht bei ≥ 3 ungeformten Stühlen innerhalb von 24 h. Diese kann gemäß der CTCAE in 5 Grade eingeteilt werden.

■ Anamnese
- Beginn und Dauer der Diarrhö
- Stuhlfrequenz, Stuhlbeschaffenheit
- Begleitsymptome (Einschätzung der Bedrohlichkeit): Erbrechen, Fieber, Bauchschmerzen
- Nahrungsmittel: Auftreten Stunden nach einer Mahlzeit mit suspekten Nahrungsmitteln wie Milch, Ei, Fleisch, Geflügel oder Fisch
- Medikation (z. B. Antibiotika in den letzten 12 Wochen oder Laxanzien)
- Auslandsaufenthalt

- **Basisdiagnostik**
- Vitalzeichen: Blutdruck, Herzfrequenz, Temperatur
- Körperliche Untersuchung: Ausschluss eines akuten Abdomens, Auskultation von Lungen und Herz sowie orientierende neurologische Beurteilung, Erfassung des Hydratationsstatus
- Inspektion des Stuhls: Konsistenz, Beimengung von Blut oder Eiter als Hinweis für eine geschädigte Integrität der Schleimhaut
- Blutentnahme (inklusive Differenzialblutbild, Elektrolyte, Retentionsparametern [Kreatinin], C-reaktives Protein [CRP], Blutgasanalyse [BGA])
- Hämoccult-Test
- Mikrobiologische Stuhluntersuchung: Clostridium-difficile-Toxin und Norovirus

- **Therapie**
- Allgemeine Therapieempfehlungen bei Diarrhö:
  - Verzicht auf Alkohol und Milchprodukte
  - Umstellung der Ernährung auf kleine, gut verdauliche Mahlzeiten wie z. B. Reis, Bananen, Zwieback
  - Angemessener oraler Ausgleich an Flüssigkeiten und Elektrolyten
- Bei unkomplizierter chemotherapieinduzierter Diarrhö:
  - Therapie der Wahl ist die orale Gabe von Loperamid in einer Dosierung von:
    - 4 mg initial
    - 2 mg nach jedem ungeformten Stuhl bis zu einer maximalen Tagesdosis von 16 mg

- Loperamid-refraktäre Diarrhö: Tincutra opii oder Racecadotril; alternativ Octreotid 100 μg s.c. 3-mal pro Tag bei endokrin aktiven Tumoren (nicht für chemotherapieinduzierte Diarrhö zugelassen)
- Bei Verdacht auf eine Diarrhö aufgrund bakterieller Infektion:
  - Beginn einer kalkulierten antibiotischen Therapie mit Ciprofloxacin oder Trimethoprim/Sulfamethoxazol
- Bei Verdacht auf eine pseudomembranöse Kolitis durch Clostridium difficile:
  - Therapie mit Fidaxomicin 200 mg 1–0–1 für 10 Tage
  - Bei Nichtverfügbarkeit von Fidaxomicin:
    - Metronidazol 500 mg 1–1–1 für 10 Tage (milder Verlauf)
    - Vancomycin 125 mg 1–1–1–1 für 10 Tage; ausschließlich oral

Bei persistierender Grad-III- bis -IV-Diarrhöe sollten Patient:innen stationär zur i.v.-Flüssigkeitsgabe, Elektrolytausgleich und ggf. antiinfektiven Therapie aufgenommen werden.

Nausea und Emesis

Die subjektiv am stärksten belastende Nebenwirkung einer medikamentösen Tumortherapie ist Nausea und Emesis (Übelkeit und Erbrechen). Eine antiemetische Prophylaxe kann bei circa 70–80 % der Patient:innen Erbrechen verhindern.

> **Emetogenität der in der Urologie verwendeten Substanzen**
> - Hoch (Emesisrisiko > 90 %): Cisplatin
> - Moderat (Emesisrisiko 30–90 %): Carboplatin
> - Niedrig (Emesisrisiko 10–30 %): Cabazitaxel, Docetaxel, Etoposid, Gemcitabin
> - Minimal: Bleomycin (Emesisrisiko 0–10 %)

Differenzialdiagnostisch muss z. B. an einen Ileus oder Blutdruckkrisen gedacht werden.

Bei der chemotherapieinduzierten Emesis werden drei Kategorien unterschieden. Die akut auftretende Übelkeit innerhalb von 24 h nach Infusion, die verzögert auftretende Übelkeit zwischen 24 h und 5 Tagen nach Infusion sowie die antizipatorische Übelkeit als Folge klassischer Konditionierung.

▪ Therapie

Die prophylaktische Gabe von Antiemetika ist von zentraler Bedeutung und sollte mindestens 30 Minuten vor Gabe der Zytostatika erfolgen. Zur antiemetischen Therapie stehen Medikamente aus verschiedenen Substanzklassen zur Verfügung.

1. Hoch emetogene Tumortherapie:
   - Akute Emesis (< 24 h): Dreierkombination von 5-HT3-Antagonist + NK-1-Antagonist + Dexamethason
     - Beispielschema:
       Granisetron 2 g i.v. + Aprepitant 125 mg p.o. + Dexamethason 12 mg i.v.

- Verzögerte Emesis (> 24 h): Kombination aus NK-1-Antagonist und Dexamethason
  - Beispielschema:
    Aprepitant 80 mg (p.o.) an Tag 2–3 + Dexamethason 8 mg (p.o.) an Tag 2–4
2. Moderat emetogene Tumortherapie:
   - Akute Emesis (< 24 h): Zweierkombination aus 5-HT3-Antagonist mit Dexamethason
   - Verzögerte Emesis: Monotherapie mit Dexamethason

Bei **therapierefraktärer Emesis** Verabreichung von folgenden Substanzen möglich:
- Metoclopramid 3 × 10 mg p.o. (Dopaminrezeptorantagonist)
- Dimenhydrinat 3-mal 50–100 mg p.o. oder 1- bis 2-mal 150 mg rektal (H1-Blocker); sedierend
- Olanzapin 1 × 5 mg p.o. (atypisches Neuroleptikum); off-label und sedierend
- Lorazepam 1-mal 1–2 mg p.o. (Benzodiazepin); off-label und sedierend
- Haloperidol 1- bis 3-mal 1 mg p.o. (Neuroleptikum); off-label

16.4.2 Immuntherapievermittelte Nebenwirkungen

Immuntherapievermittelte Nebenwirkungen können prinzipiell jedes Organsystem betreffen und sich in unterschiedlichen Formen zeigen. Hierbei sind häufig die Haut (Exantheme, Xerosis cutis, Pruritus), der Darm (Kolitis,

Diarrhö), die Leber (Hepatitis), die endokrinen Organe (Thyreoiditis oder Hypophysitis), die Niere (Nephritis), die Lunge (Pneumonitis) sowie die Gelenke (Arthralgien) betroffen (Ramos-Casals et al. 2020; Schneider et al. 2021).

- **Anamnese und Diagnostik**
- ▶ Abschn. 16.2.

Prinzipiell sollte jedes Symptom kritisch auf das Vorliegen einer immuntherapievermittelten Nebenwirkung evaluiert werden. Kardiale, pulmonale, neurologische und hepatische Nebenwirkungen sind aufgrund erhöhter Morbidität aufmerksam einzuschätzen.

- **Differenzialdiagnosen**
- Infektionen: Epstein-Barr-Virus (EBV), Cytomegalievirus (CMV), Corona-Virus-Disease (COVID)
- Krankheitsprogress

Allgemeines Therapiemanagement

Der Goldstandard im allgemeinen Therapiemanagement von immuntherapievermittelten Nebenwirkungen umfasst ein engmaschiges Monitoring, die vorübergehende Unterbrechung der Therapie sowie die Verwendung von Kortikosteroiden und Immunmodulatoren. Die genaue Dosierung und das spezifische Vorgehen werden entsprechend des Schweregrads der immuntherapievermittelten Nebenwirkung festgelegt. Es ist wichtig zu beachten, dass sowohl die Dosierung als auch das Vorgehen individuell angepasst werden müssen. Eine Dosissteigerung oder -reduktion sind nicht validiert.

Wegweisend für die korrekte Behandlung ist die Einteilung und Klassifikation des Schweregrads von unerwünschten Arzneimittelwirkungen nach Common Terminology Criteria for Adverse Events (CTCAE) des US National Cancer Institute (NCI). Hierzu empfiehlt es sich für das jeweilige Organ/Phänotyp die Schweregradeinteilung nach der aktuellen Version der CTCAE nachzuschauen.

Einteilung des Schweregrads von unerwünschten Arzneimittelwirkungen nach CTCAE, Version 5.0 und empfohlene Intervention der ASCO-Guideline in Bezug auf immuntherapievermittelte Nebenwirkung		
Schweregrad	Definition gemäß CTCAE	Allgemeine Intervention
I	Asymptomatisch oder milde Symptomatik, rein klinische oder diagnostische Observation	Therapiefortführung unter engmaschigen Kontrollen (mit Ausnahme einiger kardialer, neurologischer und hämatologischer Toxizitäten) Supportivtherapie
II	Moderate Symptomatik, rein lokale oder nicht-invasive Intervention Aktivitäten des täglichen Lebens eingeschränkt	Pausieren des ICI in der Mehrheit der Fälle indiziert, ggf. niedrigdosierte Steroide (z. B. Prednison 0,5–1 mg/kgKG/d) Re-Exposition nach Erholung auf Grad I.

Einteilung des Schweregrads von unerwünschten Arzneimittelwirkungen nach CTCAE, Version 5.0 und empfohlene Intervention der ASCO-Guideline in Bezug auf immuntherapievermittelte Nebenwirkung		
Schweregrad	Definition gemäß CTCAE	Allgemeine Intervention
III	Schwere bzw. medizinisch relevante aber nicht direkt lebensbedrohliche Symptomatik Hospitalisierung bzw. Verlängerung der Verweildauer notwendig Einschränkung der Selbstpflege (Körperpflege, Bekleidung)	Pausieren des ICI und Initiierung einer hochdosierten Steroidtherapie (z. B. Prednison 1–2 mg/kgKG/d). Bei fehlendem Ansprechen nach 48–72 h (steroidrefraktärer Verlauf) Eskalation der immunmodulatorischen Therapie wie Mycophenolatmofetil oder Cyclophosphamid hinzugenommen werden. Weitere Optionen sind der TNF (Tumornekrosefaktor) α-Inhibitor Infliximab oder die i.v.-Gabe von Immunglobulinen. Diese Therapie sollte in einem multidisziplinären Vorgehen erfolgen Re-Challenge nach Abwägung von individuellem Risiko und Nutzen

(Fortsetzung)

Einteilung des Schweregrads von unerwünschten Arzneimittelwirkungen nach CTCAE, Version 5.0 und empfohlene Intervention der ASCO-Guideline in Bezug auf immuntherapievermittelte Nebenwirkung		
Schweregrad	Definition gemäß CTCAE	Allgemeine Intervention
IV	Akut lebensbedrohliche Symptomatik Indikation zur Notfallbehandlung	Permanentes Absetzen des ICI (Ausnahme Endokrinopathien unter stabiler Hormonsubstitution) Re-Challenge nicht empfohlen
V	Tod	

> Patient:innen mit einer Grad-3- bis -4-Toxizität sollten unverzüglich Kortikosteroide erhalten und stationär aufgenommen werden. Hier sollte zusätzlich eine interdisziplinäre Zusammenarbeit erfolgen.

Nach Besserung der Symptome sollte das Ausschleichen der Steroide über mindestens einen Monat erfolgen. Ein schnelles Ausschleichen kann die Nebenwirkungen verschlechtern.

Spezielles Therapiemanagement

- **Gastrointestinale Nebenwirkung**

Schwere-grad	Definition gemäß CTCAE	Intervention
I	≤ 3 flüssige Stühle/d als vor Behandlungsbeginn	– Symptomatische Behandlung (z. B. Loperamid, Flüssigkeit) – Immuntherapie fortsetzen
II	4–6 flüssige Stühle/d als vor Behandlungsbeginn	– Symptomatische Behandlung (z. B. Loperamid, Flüssigkeit) – Immuntherapie pausieren – Bei Persistenz > 5–7 Tage: 0,5–1 mg/kgKG/d Prednisonäquivalent
III IV	> 6 flüssige Stühle/d als vor Behandlungsbeginn Inkontinenz, Fieber, Beeinträchtigung von Aktivität des täglichen Lebens Diarrhö/Kolitis: lebensbedrohlich; Perforation	Stationäre Aufnahme – Grad III: Immuntherapie pausieren – Grad IV: Immuntherapie dauerhaft absetzen – Kortikosteroide: 1–2 mg/kgKG/d Prednisonäquivalent – Evtl. untere Endoskopie, falls noch nicht erfolgt

▪ Dermale Nebenwirkung

Schweregrad	Definition gemäß CTCAE	Intervention
I	≤ 30 % der Körperoberfläche betroffen	– Symptomatische Behandlung (z. B. Antihistaminika, topische Steroide) – Fortsetzung Immuntherapie
II		
III	30 % der Körperoberfläche betroffen	– Stationäre Aufnahme – Grad III: Immuntherapie pausieren – Grad IV: Immuntherapie dauerhaft absetzen – Dermatologie konsultieren – Kortikosteroide: 1–2 mg/kgKG/d Prednisonäquivalent – Evtl. Hautbiopsie
IV		

▪ Endokrine Nebenwirkungen und Hormonsubstitution

Patient:innen mit symptomatischer Schilddrüsenfunktionsstörung, Hypophysitis, Nebennierenrindeninsuffizienz oder Diabetes mellitus Typ 1 sollen hormonell substituiert sein. Selten sind Endokrinopathien reversibel, sodass meist eine lebenslange Substitution der Hormone besteht. Deshalb muss das ICI bei asymptomatischen Patient:innen nicht abgesetzt oder pausiert werden.

Literatur

Hauner K, Maisch P, Retz M (2017) Nebenwirkungen der Chemotherapie. Urologe 56:472–479

Ramos-Casals M, Brahmer JR, Callahan MK et al (2020) Immune-related adverse events of checkpoint inhibitors. Nat Rev Dis Primers 6(1):38

S3-Leitlinie Supportive Therapie bei onkologischen PatientInnen–interdisziplinäre Querschnittsleitlinie. Version 1.3. Februar 2020. AWMF-Registernummer: 032/054OL

Schneider BJ, Naidoo J, Santomasso BD et al (2021) Management of immune-related adverse events in patients treated with immune checkpoint inhibitor therapy: ASCO guideline update. Clin Oncol 39(36):4073–4126

Nützliches für den Nacht- und Wochenenddienst

Inhaltsverzeichnis

Kapitel 17 Vorbereitet auf konkrete
Ereignisse im Dienst – 257
*Malin Annika Lutz,
Quynh Chi Le, Carolin Siech,
Luis A. Kluth
und Marina Kosiba*

Kapitel 18 Wichtige fachübergreifende
Klassifikationen – 271
*Malin Annika Lutz,
Quynh Chi Le, Carolin Siech,
Luis A. Kluth
und Marina Kosiba*

Kapitel 19 **Die urologische Patient:innenvorstellung – 281**
Malin Annika Lutz,
Quynh Chi Le, Carolin Siech,
Luis A. Kluth
und Marina Kosiba

Kapitel 20 **Webseiten und Apps – 285**
Malin Annika Lutz,
Quynh Chi Le, Carolin Siech,
Luis A. Kluth
und Marina Kosiba

Kapitel 21 **Praktische Fertigkeiten für den Dienst und organisatorische Tipps – 289**
Malin Annika Lutz,
Quynh Chi Le, Carolin Siech,
Luis A. Kluth
und Marina Kosiba

Vorbereitet auf konkrete Ereignisse im Dienst

Malin Annika Lutz, Quynh Chi Le, Carolin Siech, Luis A. Kluth und Marina Kosiba

Inhaltsverzeichnis

17.1 Akuter Schock – 259

17.2 Respiratorische Insuffizienz – 262

17.3 Postoperative Lungenarterienembolie – 264

17.4 Akutes Koronarsyndrom – 266

17.5 Kardiopulmonale Reanimation – 268

© Der/die Autor(en), exklusiv lizenziert an Springer-Verlag GmbH, DE, ein Teil von Springer Nature 2025
C. Siech et al. (Hrsg.), *Mein erster Dienst - Urologie*,
https://doi.org/10.1007/978-3-662-70304-5_17

Da im Nachtdienst viele Aufgaben gleichzeitig anfallen können, ist es entscheidend, zu triagieren. In kritischen Situationen ist es zudem von großer Wichtigkeit, die Ruhe zu bewahren und strukturiert vorzugehen. Für eine adäquate und zeitgerechte Therapie kritisch kranker Patient:innen ist es wichtig, die eigenen Kompetenzen zu kennen und einschätzen zu können, wann Hilfe benötigt wird. Ist eine urologische Ursache für eine Problematik nicht sofort erkennbar, kann eine interdisziplinäre Beurteilung weiterhelfen.

Kritisch kranke Patient:innen müssen priorisiert behandelt werden. Anhand grundlegender Vitalparameter sollte immer ein erster klinischer Eindruck der Patient:innen erhoben werden. Ein positiver Schockindex lässt sich vereinfacht aus dem Puls und dem systolischen Blutdruck (RR_{sys}) ableiten und kann wegweisend für das Vorliegen eines Schockereignisses sein. Ganz im Sinne „treat first what kills first" sollte zunächst die kardiopulmonale und hämodynamische Stabilität der Patient:innen gewährleistet werden, bevor detaillierte Diagnostik und Therapie eingeleitet werden. Neben den Vitalparametern sollten zudem Laborwerte und der klinische Verlauf in die Beurteilung einfließen. In Abhängigkeit der jeweiligen Vorerkrankungen bringen Patient:innen zudem individuelle Risiken für potenzielle postoperative Komplikationen mit, welche bedacht werden müssen.

> **Positiver Schockindex = Puls/RRsys > 1**

> Bei positivem Schockindex zunächst kardiopulmonale und hämodynamische Stabilisierung anstreben.

> Die Beurteilung und Untersuchung kritisch kranker Patient:innen kann anhand des in der Notfallmedizin etablierten ACBDE-Schemas erfolgen.

ACBDE-Schema
- Airway
- Breathing
- Circulation
- Disability
- Environment

17.1 Akuter Schock

Zusammenfassend kann eine unklare und neu aufgetretene Vigilanzminderung mit Hypotension, Tachykardie oder Tachypnoe ein Hinweis auf einen Schock sein. Neben der Einleitung einer weiterführenden Diagnostik zur Differenzierung der Schockform und Planung der kausalen Therapie steht jedoch zunächst die Stabilisierung des:der Patient:in im Vordergrund. Folgende Basisdiagnostik und Maßnahmen sollten initial durchgeführt werden:

Eruierung der Ätiologie	– Hypovolämischer Schock 　– Hämorrhagie – Distributiver Schock 　– Sepsis 　– Anaphylaxie – Kardiogener Schock 　– Myokardinfarkt – Obstruktiver Schock 　– Lungenarterienembolie 　– Perikardtamponade 　– Spannungspneumothorax
Erfassung der Vitalparameter	– Monitoring 　– Hypotonie (RR_{sys} < 100 mmHg) 　– Tachykardie (> 100/min) – O_2-Gabe evaluieren 　– Tachypnoe (> 20/min) 　– Dyspnoe, Hypoxämie SO_2 < 90 % – Hyper-, Hypothermie
Körperliche Untersuchung	– Vigilanzminderung – Zentralisierung, Kaltschweißigkeit, marmoriertes Hautkolorit – Atemmuster, Atemgeräusche – Volumenstatus 　– Stehende Hautfalten, Ödeme – Zeichen einer Wundinfektion 　– Rötung, Schwellung, Überwärmung, Funktionsstörung – Fremdkörper, -material
Blutgasanalyse	– Venös (vBGA) – orientierender Überblick (**CAVE:** Laktat) – Arteriell (aBGA) – bei Verdacht auf respiratorische Problematik

Laboranalyse	– Blutbild – Hb, Thrombozyten (**CAVE**: Thrombozytensturz) – Gerinnung (**CAVE**: Quickerniedrigung) – Entzündungsparameter (z. B. Interleukin-6 als früher Sepsismarker) – ggf. Kreuzblut bei klinischen Blutungszeichen
Blut- und Urinkulturen	– Bei Fieber (>38.5°C) Abnahme von Blutkulturen – bei Verdacht auf Sepsis Abnahme von Kulturen aus allen Ableitungen/Drainagen

Bildgebung	– Sonografie zur Beurteilung:
	  – Freie Flüssigkeit
	  – Flüssigkeitsverhalt
	– Umfelddiagnostik ggf. EKG + Echokardiografie
	– Röntgen-Thorax
	  – Ausschluss pulmonaler Fokus
	– CT-Diagnostik (z. B. Fokussuche)

Laktat entsteht im Rahmen des anaeroben Stoffwechsels und ist Zeichen einer Gewebshypoxie. Eine Hyperlaktatämie (Laktat > 2 mmol/l) kann zu einer pH-Entgleisung (pH < 7,35) führen, einer Laktatazidose. Jegliche Ursache einer Minderperfusion kann zu einer Laktatazidose führen und deutet auf eine drohende Organschädigung hin.

> **Der isolierte Hb-Wert ist in der akuten Blutungssituation nicht immer ein verlässlicher Laborwert, da das Hämoglobinserumverhältnis bei hochakuter Blutung zunächst gleichbleibt. Hier sind eine Laktaterhöhung und die Vitalparameter entscheidend.**

Erst durch einen Volumenshift nach intravasal kommt es im Rahmen einer Verdünnung zu einem Hb-Abfall. Bei stetigem Blutverlust ist ein relevanter Hb-Abfall zu verzeichnen.

> **One hour bundle of sepsis**
> - Venöse BGA zur Laktatbestimmung
> - Abnahme von Blut-/Urinkulturen (ggf. weitere Sekrete z. B. Drainagen)
> - Initiierung einer Breitbandantibiose
> - Kristalloide Flüssigkeitssubstitution 30 ml/kgKG
> - Gabe von Vasopressoren bei mittlerem arteriellem Druck (MAD) < 65 mmHg

17.2 Respiratorische Insuffizienz

Bei der Betreuung postoperativer Patient:innen stellt die Überwachung der Vitalparameter einen essenziellen Bestandteil der Versorgung dar. Ein Anruf durch die Pflege im Dienst bei Verschlechterung der Vitalparameter, z. B. einem plötzlichen Sauerstoffsättigungsabfall oder einer Tachykardie, sollte immer ernst genommen werden. Die Verschlechterung der Vitalparameter kann ein erstes Anzeichen einer postoperativen Komplikation darstellen. Bei der Abklärung einer z. B. respiratorischen Verschlechterung sollten der durchgeführte Eingriff, die Vorerkrankungen und das individuelle kardiopulmonale Risiko des:der Patient:in in die Beurteilung einfließen. Eine postoperative respiratorische Insuffizienz auf Grund einer kardialen Dekompensation oder Volumenüberladung mit pulmonalvenöser Stauung erfordert ein anderes Management als eine postoperative Lungenarterienembolie. Die Herausforderung ist hierbei, dass beide Komplikationen sich klinisch zunächst sehr ähnlich präsentieren können.

Respiratorische Insuffizienz	
Symptome	– Dyspnoe, Stridor – Tachykardie – Hypertonie (im späten Verlauf Hypotonie) – Zyanose (zentral vs. peripher)

Diagnostik	– $SO_2 < 95\%$
	– Atemfrequenz > 25/min
	– Arterielle BGA
	  – Hypoxie = $pO_2 \downarrow + pCO_2 \downarrow/\uparrow$
	  – Hyperkapnie = $pO_2 \downarrow + pCO_2 \uparrow$

Therapie	

Allgemeine Therapie	– O_2-Insufflation:
	  – Nasenbrille bis 8–10 l O_2/min
	  – Maske bis 12 l O_2/min
	  – High-flow, je nach Gerät bis FiO_2 100 %
	  – Nichtinvasive Ventilation (NIV)
	  – Intubation

(Fortsetzung)

Respiratorische Insuffizienz	

Spezifische Therapie	– COPD
	  – Inhalation mit Salbutamol, Ipratropiumbromid, Prednisolon i.v., ggf. Antibiose
	– Pulmonale Überwässerung
	  – Diuretika, ggf. Entlastung bei Pleuraergüssen, evtl. Dialyse
	– Pneumonie
	  – Asservierung Bronchialsekret
	  – Kalkulierte Breitbandantibiose (ambulant- vs. nosokomialerworben)
	– Myokardinfarkt
	  – Heparin i.v. (meist 5000 IE) und ASS (empfohlen 150–300 mg p.o. bzw. 75–150 mg i.v.)
	  – Herzkatheter
	– Lungenarterienembolie
	  – Therapeutische Antikoagulation
	  – Ggf. Lyse oder Intervention zur Thrombektomie (▶ Abschn. 17.3)

17.3 Postoperative Lungenarterienembolie

Klinikabhängig erfolgt postoperativ eine prophylaktische Antikoagulation zur Prävention eines thromboembolischen Ereignisses. Vor allem immobilisierte Patient:innen nach offen-chirurgischen Beckeneingriffen (z. B. radikale Prostatektomie) haben ein erhöhtes Risiko für Thrombosen oder eine Lungenarterienembolie (LAE), sodass ein sicheres Erkennen der Symptome und die zeitnahe Einleitung einer weiterführenden Diagnostik und Therapie entscheidend ist. Zunächst sollte die klinische

Wahrscheinlichkeit einer LAE und das Patientenrisiko einer hämodynamischen Instabilität evaluiert werden. Hierfür eignen sich diagnostische Scores (Wells-Score Kap. 18). Deren Anwendung sollte jedoch die Einleitung weiterer Diagnostik oder Therapie nicht verzögern.

Lungenarterienembolie (LAE)	
Symptome	– Plötzliche Dyspnoe + Tachypnoe (Zyanose) – Pleuritische, retrosternale Schmerzen – Tachykardie – Husten ggf. Hämoptysen – Klinische Zeichen einer tiefen Beinvenenthrombose (TVT)
Bei hämodynamischer Instabilität – Anhaltende Hypotension = RRsys < 90 mmHg über 15 min – Obstruktiver Schock (Abschn. 17.1) – Kardopulmonale Reanimation (Abschn. 17.5) → sofortige Therapieeinleitung erforderlich	
Therapie (umgehende intensivmedizinische Rücksprache)	– O_2-Gabe, ggf. High-Flow-Therapie – Intubation – Fraktionierte Volumensubstitution – Ziel: mittlerer arterieller Druck (MAP) > 50–60 mmHg – Intensivmedizinische Versorgung – Ggf. Katecholamintherapie – Beurteilung Lysetherapie – Ggf. operative Thrombektomie

(Fortsetzung)

Lungenarterienembolie (LAE)	
Diagnostik	– Herzechokardiografie – Rechtsherzbelastung → D-Sign – Komprimierung des septalen Anteils des linken Ventrikels durch akute Druckerhöhung im rechtsventrikulären System – CT-Thorax mit Angiografie
Bei hämodynamischer Stabilität	
Diagnostik	– D-Dimere, Troponin bestimmen – **CAVE**: postoperativ oder bei aktiver Tumorerkrankung D-Dimere nicht wegweisend – EKG + ggf. Echokardiografie – Tachykardie (> 100/min) – Vorhofflimmern – Rechtsherzbelastung – Kompletter Rechtsschenkelblock – CT-Thorax mit Angiografie
Therapie (kardiologische Rücksprache empfohlen!)	– O_2-Insufflation – Antikoagulation initiieren – Monitoring bei Rechtsherzbelastung

17.4 Akutes Koronarsyndrom

Das Symptom „Thoraxschmerz" kann schwierig einzuschätzen sein. Thoraxschmerzen können u. a. lagerungsbedingt postoperativ auftreten. Sie sollten jedoch nicht leichtfertig abgetan werden, da es das Leitsymptom des akuten Koronarsyndroms (ACS) ist. Dieser Begriff umfasst den klassischen ST-Hebungsinfarkt (STEMI), den durch eine Troponindynamik definierten Nicht-ST-Hebungsinfarkt (NSTEMI) und die instabile Angina pectoris. Mögliche Differenzialdiagnosen stellen die bereits oben erwähnte LAE, ein Pneumothorax, eine Aortendissektion oder eine weniger akute Myalgie bzw. Interkostalneuralgie oder ein postoperativer Lagerungsschaden dar.

Akutes Koronarsyndrom	
Symptome	– Brustschmerz mit Ausstrahlung in Arme, Kiefer, Oberbauch – Dyspnoe – Synkope – Todesangst mit Schweißausbruch – Übelkeit, Erbrechen

Diagnostik	– 12-Kanal-EKG
	  – ST-Strecken-Hebung
	  – Neue Blockbilder
	  – Hyperakute T-Wellen
	– Blutentnahme
	  – Hochsensitives kardiales (hs-c) Troponin, CK, CKMB, D-Dimere
	  – Blutbild, Gerinnung
	  – BGA (Laktat, Elektrolyte, Glukose)
	  – Kreatinin, TSH

Therapie (kardiologische Rücksprache)	– Monitoring
	– O_2-Gabe bei SO_2 < 90 %
	– Analgesie und Anxiolyse (Morphin)
	– ASS i.v.
	– Nitroglycerin
	  – **CAVE**: nur bei RR_{sys} > 90 mmHg, HF > 60/min
	  – Keine PDE5-Hemmer innerhalb von 48 h

17.5 Kardiopulmonale Reanimation

Bei fulminanten Verläufen o. g. Krankheitsbilder kann es unbehandelt zu einer Kreislaufinstabilität der Patient:innen kommen. Eine Bewusstlosigkeit in Verbindung mit einer insuffizienten Atmung (Atemstillstand/Schnappatmung) stellt die Indikation zur Einleitung einer kardiopulmonalen Reanimation dar. Im Rahmen der „In-Hospital"-Reanimation sollte das sofortige Auslösen einer REA-Alarmierung unmittelbar nach Ersteinschätzung und Initiierung der Reanimation erfolgen.

In der Dienstübergabe sollte auf kritische Patient:innen und/oder bereits festgelegte „do not resuscitate" (DNR)- und/oder „do not intubate" (DNI)-Konzepte hingewiesen werden.

Im Folgenden soll lediglich eine schematische Zusammenfassung der Erstmaßnahmen erfolgen:

Kardiopulmonale Reanimation (CPR)	
Ersteinschätzung	– Ansprache, Schmerzreiz – Prüfung der Atmung (10 s) – Atemwege freimachen – Eigenschutz beachten: Handschuhe tragen!
Beginn der CPR	– 30:2 (Thoraxkompression:Beatmung)
Organisation	– REA-Alarm (hausinterne Notfallnummern beachten) – Aufgabenverteilung (wer drückt, wer „bebeutelt"?) – Notfallwagen und Defibrillator

Rhythmusanalyse	
Defibrillierbare Rhythmusstörungen: – Kammerflimmern – Pulslose ventrikuläre Tachykardie	Nichtdefibrillierbare Rhythmusstörungen: – Asystolie – Pulslose elektrische Aktivität (PEA)
1-malige Schockabgabe alle 2 min Nach 3. Schock – 1 mg Adrenalin + 300 mg Amiodaron i.v. – Alle 4 min	1 mg Adrenalin – Alle 4 min wiederholen

Weitere Maßnahmen und ROSC	
Weitere Maßnahmen	– 100 % O_2-Gabe – Sicherung der Atemwege – Venöser Zugang
ROSC ("return of spontaneous circulation")	– ABCDE-Beurteilung – Ziel-SO_2 94–98 % – RR_{sys} > 100 mmHg – 12-Kanal-EKG – Temperaturkontrolle

Wichtige fachübergreifende Klassifikationen

Malin Annika Lutz, Quynh Chi Le, Carolin Siech, Luis A. Kluth und Marina Kosiba

Inhaltsverzeichnis

18.1 Glasgow-Koma-Skala – 273

18.2 Sequential Organ Failure Assessment Score (SOFA-Score) – 274

18.3 Wells-Score – 275

© Der/die Autor(en), exklusiv lizenziert an Springer-Verlag GmbH, DE, ein Teil von Springer Nature 2025
C. Siech et al. (Hrsg.), *Mein erster Dienst - Urologie*,
https://doi.org/10.1007/978-3-662-70304-5_18

18.4 Face, Arm, Speech, Time (FAST) zur Erkennung eines Apoplex – 277

18.5 CHA$_2$DS$_2$VASc-Score zur Stratifizierung des Schlaganfallrisikos bei Vorhofflimmern – 277

18.6 HAS-BLED-Score zur Berechnung des Blutungsrisikos – 279

18.1 Glasgow-Koma-Skala

Anhand der Glasgow-Koma-Skala (*engl.* Glasgow Coma Scale, GCS) können Störungen des Bewusstseins und der Hirnfunktionen erhoben werden. Insbesondere bei Patient:innen nach Polytrauma, Schädel-Hirn-Verletzungen und im intensivmedizinischen Setting sollte der GCS regelmäßig erhoben werden.

Punkte	Augen öffnen	Verbale Reaktion	Motorische Reaktion
6			Befolgt Aufforderungen
5		Orientiert	Gerichtete Abwehrreaktion
4	Spontan	Desorientiert	Ungerichtete Abwehrreaktion
3	Auf Aufforderung	Inadäquat	Beugesynergismen
2	Auf Schmerzreiz	Unverständliche Laute	Strecksynergismen
1	Kein Augenöffnen	Keine Reaktion	Keine Reaktion

GCS 13–15: Leichtes Schädel-Hirn-Trauma
GCS 12–9: Mittelschweres Schädel-Hirn-Trauma
GCS 8–3: Schweres Schädel-Hirn-Trauma

> Bei einem GCS ≤ 8 besteht ein schweres Schädel-Hirn-Trauma mit möglicherweise fehlenden Schutzreflexen, sodass an eine Schutzintubation gedacht werden muss!

18.2 Sequential Organ Failure Assessment Score (SOFA-Score)

Mit dem SOFA-Score kann der Grad einer Organdysfunktion bzw. eines Multiorganversagens von Intensivpatient:innen beurteilt und das Mortalitätsrisiko abgeschätzt werden. Hierfür werden sechs Organsysteme (Atmung, zentrales Nervensystem, Herz-Kreislauf-System, Leber und Nieren sowie Blutgerinnung) und deren Funktionen anhand laborchemischer und klinischer Parameter bewertet. Der SOFA-Score findet auf Grund seiner Komplexität vor allem im intensivmedizinischen Setting Anwendung. In der Notfallsituation kann zur initialen Einschätzung der Patient:innen bezüglich des Risikos einer Sepsis der vereinfachte quick („schneller") SOFA-Score (qSOFA) angewandt werden. Hierfür werden nur die folgenden drei Parameter erhoben:

qSOFA-Score	
Atemfrequenz	≥ 22/min
GCS	< 15
Systolischer Blutdruck	≤ 100 mmHg

> Sind 2 von 3 qSOFA Kriterien zutreffend, kann von einer Sepsis ausgegangen werden.

18.3 Wells-Score

Unter dem Wells-Score lassen sich zwei unterschiedliche Assessments zur Abschätzung der Wahrscheinlichkeit für das Vorliegen einer tiefen Beinvenenthrombose (TVT) und einer Lungenarterienembolie (LAE) zusammenfassen. Anhand dieser Scores kann die Notwendigkeit einer weiterführenden Diagnostik abgeschätzt werden.

- **Wells-Score zur Risikostratifizierung einer tiefen Beinvenenthrombose**

Wells-Score: Kriterien TVT	Punkte
Aktives Tumorleiden	1
Immobilisation > 3 Tage oder OP vor weniger als 12 Wochen	1
Paralyse, Parese, Immobilisation eines Beins	1
Umfangsdifferenz des Unterschenkels > 3 cm im Seitenvergleich	1
Erweiterte Kollateralvenen (keine Varizen!)	1
Eindrückbares Ödem	1
Schwellung des gesamten Beins	1
Schmerzen oder Verhärtung entlang der tiefen Venen	1
Frühere TVT	1
Andere Diagnose wahrscheinlich	−2

> Bei ≥ 2 Punkten ist eine TVT wahrscheinlich.

▪ Wells-Score zur Risikostratifizierung einer Lungenarterienembolie

Beim Wells-Score zur Risikostratifizierung einer LAE wird in den Wells-Score I und II unterschieden. Beide basieren auf denselben Parametern, nur mit jeweils anderem Punktewert der Kriterien. Auf Grund der besseren Praktikabilität wird im Folgenden die vereinfachte Version (Wells II) dargestellt.

Wells-Score II: Kriterien LAE	Punkte
Klinische Zeichen einer TVT	1
Andere Diagnose unwahrscheinlich	1
Herzfrequenz > 100/min	1
Immobilisation > 3 Tage oder OP vor weniger als 4 Wochen	1
Frühere TVT oder LAE	1
Hämoptysen	1
Aktives Tumorleiden	1

> Bei ≥ 2 Punkten ist eine LAE wahrscheinlich.

18.4 Face, Arm, Speech, Time (FAST) zur Erkennung eines Apoplex

Die ersten Anzeichen eines Apoplex können mithilfe des FAST-Tests erhoben werden.

Parameter	Patienten sollen…
Face	Lächeln, Stirnrunzeln (hängender Mundwinkel?)
Arms	Die Arme ausstrecken und Handflächen umdrehen (Armsenkung? Ungewollte Drehung?)
Speech	Einfache Sätze nachsprechen (verwaschene Sprache?)
Time	Bei Auffälligkeiten **unverzüglich** handeln.

18.5 CHA_2DS_2VASc-Score zur Stratifizierung des Schlaganfallrisikos bei Vorhofflimmern

Das Vorhofflimmern ist die häufigste Herzrhythmusstörung. Hierbei führen kreisende Erregungen im Vorhof zu unkoordinierten Kontraktionen, die die Bildung eines Vorhofthrombus begünstigen können. Vorhofflimmern kann unterschiedliche Ursachen haben. Zu den postoperativen Ursachen gehören z. B. Infektionen bzw. Elektrolytentgleisungen. In den ersten 48 h nach Erstauftreten kann bei hämodynamisch stabilen Patient:innen eine medikamentöse Kardioversion erfolgen. Sind Patient:innen instabil, sollte eine Elektrokardioversion durchgeführt werden. Persistiert das Vorhofflimmern, kann anhand des CHA_2DS_2VASc-Scores das Schlaganfallrisiko erhoben und die Notwendigkeit einer oralen Antikoagulation beurteilt werden.

Kategorie	Punkte
Congestive heart failure (Herzinsuffizienz)	1
Hypertonie	1
Alter (> 75 Jahre)	2
Diabetes mellitus	1
Schlaganfall/transiente ischämische Attacke (TIA)	2
Vaskuläre Erkrankungen (Herzinfarkte, pAVK)	1
Alter (65–74 Jahre)	1
Sex category (weibliches Geschlecht)	1

Beurteilung: CHA_2DS_2VASc Score	Empfehlung
0 und Frauen ohne Risikofaktoren	Keine orale Antikoagulation (OAK)
1	Bei männlichen Patienten: OAK erwägen
2	Bei männlichen Patienten: OAK indiziert Bei weiblichen Patientinnen: OAK erwägen
> 2	Bei allen Patient:innen: OAK indiziert

> In den ersten 48 h nach Auftreten des Vorhofflimmern kann eine Kardioversion durchgeführt werden. Bei hämodynamisch stabilen Patient:innen kann dies medikamentös durch Einsatz von Antiarrhythmika erfolgen. Besteht eine hämodynamische Instabilität, sollte eine elektrische Kardioversion erfolgen.

> Besteht das Vorhofflimmern > 48 h oder ist unklar, wie lange es bereits besteht, so muss vor einer Kardioversion zum Ausschluss eines Vorhofthrombus eine transösophageale Echokardiografie (TEE) erfolgen.

18.6 HAS-BLED-Score zur Berechnung des Blutungsrisikos

Anhand des HAS-BLED-Scores kann das Blutungsrisiko von Patient:innen vor Start einer oralen Antikoagulation zur Schlaganfallprophylaxe eingeschätzt werden. Bei einem erhöhten Blutungsrisiko sollte das Schlaganfallrisiko (CHA_2DS_2VASc-Scores) gegen das Blutungsrisiko unter kardiologischer Mitbeurteilung abgewogen werden.

Kategorie	Punkte
Hypertonie	1
Abnormale Nieren-/Leberfunktion	1
Schlaganfall in der Vorgeschichte	2

(Fortsetzung)

Kategorie	Punkte
Blutung in der Vorgeschichte	1
Labiler INR	2
Elderly = Alter > 65 Jahre	1
Drugs = Medikamente, wie nichtsteroidale Antirheumatika, Alkohol	1

> **Bei ≥ 3 Punkten besteht ein erhöhtes Blutungsrisiko.**

Die urologische Patient:innenvorstellung

Malin Annika Lutz, Quynh Chi Le, Carolin Siech, Luis A. Kluth und Marina Kosiba

Inhaltsverzeichnis

19.1 SBAR-Schema – 283

19.2 Übergabe am nächsten Morgen – 284

19.3 Postoperative Übergabe – 284

© Der/die Autor(en), exklusiv lizenziert an Springer-Verlag GmbH, DE, ein Teil von Springer Nature 2025
C. Siech et al. (Hrsg.), *Mein erster Dienst - Urologie*,
https://doi.org/10.1007/978-3-662-70304-5_19

Im klinischen Alltag ist die Patient:innenvorstellung und -besprechung allgegenwärtig – sei es auf Visite, bei konsiliarischen Fragestellungen an andere Fachabteilungen oder dem nächtlichen Telefonat mit dem Hintergrunddienst. Durch eine strukturierte und gut vorbereitete Patient:innenvorstellung kann viel Zeit gespart und Misskommunikation vermieden werden. Neben einer einleitenden Vorstellung der Patient:innen mit Namen, Alter und der aktuell führenden (Verdachts)diagnose, sollte auf wichtige Informationen für das Verständnis des situativen Zusammenhangs eingegangen werden, wie z. B. auf vorangegangene Operationen oder Interventionen.

> Bei der Patient:innenvorstellung sollten folgende Dinge genannt werden:
> - Name, Alter, Fachabteilung
>   „Herr Müller, 59-jähriger, urologischer Patient …"
> - Führende Diagnose/aktuelles Problem
>   „… hat aktuell eine spülpflichtige Makrohämaturie mit Hb-Abfall von 11 auf 9,5g/dl …"
> - Vorangegangene Operationen/Interventionen
>   „… bei Z. n. TUR-P vor 2 Tagen …"
> - Aktuelle Untersuchungsbefunde/Laborwerte
>   „… sonografisch zeigt sich eine Blasentamponade, die nicht manuell evakuierbar ist."

19.1 SBAR-Schema

Um Befunde im Ernstfall schnell zu filtern, ist nicht nur eine zuvor gepflegte Dokumentation, sondern auch eine strukturierte Sichtung der Patientenakte von Vorteil. Hier dient das unten aufgeführte SBAR-Schema als hilfreicher Leitfaden für eine Patientenübergabe und kann auf die jeweilige Situation und aktuelle Fragestellung angepasst werden. Es findet vor allem Anwendung in der Intensiv- und Notfallmedizin, wo der präzise Umgang mit Informationen zur Gewährleistung der Patientensicherheit aufgrund häufiger Übergaben wegen des Schichtdienstes von großer Wichtigkeit ist.

Situation – Background – Assessment – Recommendation (SBAR-Schema)	
Situation	– Name, Alter, Geschlecht – Führende Diagnose, Zustand nach OP oder Intervention – Aktuell führende Klinik
Background (Hintergrund, Vorgeschichte)	– Relevante Informationen des bisherigen Verlaufs – Relevante Vorerkrankungen oder Risikofaktoren – Allergien, Antikoagulation
Assessment (Zustand)	– Aktuelle Untersuchungsbefunde – Aktueller Gesundheits- und Versorgungsstatus
Recommendation (Empfehlung)	– Geplantes weiteres Vorgehen – Subjektive Einschätzung des erwarteten Verlaufs – Zu erwartende Komplikationen

19.2 Übergabe am nächsten Morgen

Auch akute Ereignisse oder Operationen im Dienst sollten dem Team im Tagdienst am nächsten Morgen nachvollziehbar übergeben werden. Hier erfolgt retrospektiv eine Darstellung der Klinik, der Untersuchungsbefunde samt Arbeitsdiagnose und ggf. die Erläuterung der Indikationsstellung für den Eingriff sowie das weitere geplante Procedere. Relevante Komplikationen oder eine Abweichung vom Standard sollten hier transparent kommuniziert werden.

19.3 Postoperative Übergabe

Zu einer postoperativen Patient:innenübergabe gehört in den chirurgischen Disziplinen ein Überblick über vorhandene Ableitungen und Drainagen mit den jeweiligen Fördermengen. Zudem sollte eine Beurteilung der Wundverhältnisse und Aussehen der abgeleiteten Körperflüssigkeiten erfolgen. Manchmal beleuchtet hier eine kritische Rückfrage von Außenstehenden eine sonst übersehene Pathologie (bspw.: „Hat die Drainage am Vortag ebenfalls blutig gefördert?").

Es ist essenziell auch in hektischen Situationen die Ruhe zu bewahren, um eine strukturierte Patient:innenübergabe zu gewährleisten. Durch Vermittlung eines vollumfänglichen, verständlichen Bilds der Situation können ein Informationsverlust und Missverständnisse vermieden und eine sichere Patient:innenversorgung gewährleistet werden.

Webseiten und Apps

Malin Annika Lutz, Quynh Chi Le, Carolin Siech, Luis A. Kluth und Marina Kosiba

Inhaltsverzeichnis

20.1   Apps – 286

20.2   Webseiten – 287

© Der/die Autor(en), exklusiv lizenziert an Springer-Verlag GmbH, DE, ein Teil von Springer Nature 2025
C. Siech et al. (Hrsg.), *Mein erster Dienst - Urologie*,
https://doi.org/10.1007/978-3-662-70304-5_20

Im Folgenden sind einige Apps und Webseiten aufgelistet, die nicht nur in den Nachtdiensten und im Notfall nützlich sein können. Bei manchen dieser Apps ist eine vorherige Registrierung notwendig, um auf alle Funktionen der App zugreifen zu können.

20.1 Apps

GeSRU-App
Allen Apps voran empfiehlt sich für alle Ärzt:innen in Weiterbildung die GeSRU-App, in der folgende wichtigste Funktionen zusammengefasst sind:
– OP-Logbuch zur Dokumentation der durchgeführten Eingriffe
– Lehrvideos, um Eingriffe „on demand" abzurufen
– Individualisierbare Checklisten
– Newsfeed, um immer auf dem aktuellen GeSRU-Stand zu bleiben

GeSRU-Uro-Emergency
Die acht wichtigsten Notfälle der Urologie werden kompakt zusammengefasst – inklusive Tipps zur Anamnese, Untersuchung, Diagnostik und Therapievorschlägen. Nützliche und beispielhafte Bilder erleichtern dabei das Erkennen von Blickdiagnosen

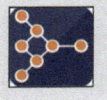

GeSRU-Hodentumor-App
Die App bietet Hilfe beim Staging des Hodentumors sowie bei der Festlegung einer Therapie und der empfohlenen Nachsorgestrategie

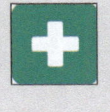

MDCalc

In der App sind alle der in Kap. 18 genannten Scores und noch viele weitere von unterschiedlichen Fachrichtungen enthalten. Durch Antippen der Kriterien wird der Score automatisch von der App berechnet

20.2 Webseiten

- **EAU-Leitlinien**

Die jährlich aktualisierten Leitlinien der European Association of Urology, der europäischen Gesellschaft für Urologie

- **EAU-Risk Calculator NMIBC**

Zur Berechnung des Progressionsrisikos bei nichtmuskelinvasivem Blasenkarzinom (NMIBC)

- **MDCalc**

Die oben genannte App als Webversion

- **Dosing – Medikamentendosierung bei Niereninsuffizienz**

Gibt Auskunft über Medikamentendosierungen und Dosierungsanpassungen bei Niereninsuffizienz

- **Embryotox**

Gibt Auskunft über embryotoxische Medikamente und ist sehr hilfreich bei Medikamentenverschreibungen für schwangere und stillende Patientinnen

- **Gelbe Liste Online**

Onlineverzeichnis von Wirkstoffen und Medikamenten inkl. Dosierungen, Interaktionen und Nebenwirkungen

Praktische Fertigkeiten für den Dienst und organisatorische Tipps

Malin Annika Lutz, Quynh Chi Le, Carolin Siech, Luis A. Kluth und Marina Kosiba

Inhaltsverzeichnis

21.1 Praktische Tipps und Tricks – 291

© Der/die Autor(en), exklusiv lizenziert an Springer-Verlag GmbH, DE, ein Teil von Springer Nature 2025
C. Siech et al. (Hrsg.), *Mein erster Dienst - Urologie*,
https://doi.org/10.1007/978-3-662-70304-5_21

21.2 Organisatorische Tipps und Tricks – 294

Literatur – 297

Um insbesondere in den ersten Diensten den Überblick zu behalten, ist eine Strukturierung und Triagierung der anfallenden Tätigkeiten, beispielsweise anhand einer schriftlichen Auflistung wichtig, um Aufgaben zu priorisieren, die zuerst erledigt werden müssen.

Für den urologischen Dienst ist der richtige Umgang mit transurethralen und suprapubischen Kathetern, Nierenfistelkathetern oder die Einlage einer Doppel-J-Harnleiterschiene essenziell. Dies sollte tagsüber im Beisein erfahrener Kolleg:innen erlernt und geübt werden, um Sicherheit im selbstständigen Ausüben der Tätigkeiten zu erlangen. Hier können praktische und organisatorische Tipps und Tricks für das bessere Gelingen helfen:

21.1 Praktische Tipps und Tricks

- **Transurethrale Einlage eines Blasenkatheters**
- Hier stehen verschiedene Kathetermaterialien, -größen und -formen zur Verfügung.
- Bereits die richtige Wahl des Katheters ist essenziell, sodass die Unterschiede zwischen verschiedenen Katheterspitzen (Tiemann, Nelaton, Dufour), Materialien (Latex, Silikon) und deren Vor- und Nachteile bekannt sein sollten.
- Bei einer erschwerten Kathetereinlage kann eine digital transrektale Führung des Katheters im Bereich des Blasenhalses (z. B. nach Prostataoperation) bzw. eine vaginale Führung hilfreich sein.

- Alternativ kann unter Ultraschall- oder Röntgenkontrolle eine drahtgesteuerte Kathetereinlage erfolgen.
- Ist die Einlage trotz allem frustran, stehen die zystoskopische Kathetereinlage (z. B. bei iatrogener via falsa) bzw. die Anlage eines suprapubischen Katheters (z. B. bei Verdacht auf Harnröhrenabriss) zur Verfügung.

- **Anlage eines suprapubischen Blasenkatheters**
- Die ist ein kleiner, aber nicht immer einfacher Eingriff.
- Die Gefahr einer Darmverletzung sollte nicht leichtfertig abgetan werden, worüber Patient:innen auch aufgeklärt werden müssen.
- Die maximale Füllkapazität der Harnblase muss auch unter Zeitdruck abgewartet werden.
- Bei einliegendem transurethralen Katheter kann bei kleinkapazitärer Harnblase Zug auf den Katheterballon ausgeübt werden, um einen vorzeitigen Urinverlust zu vermeiden.
- Durch die Ultraschallkontrolle kann sichergestellt werden, dass der Stichkanal frei von Darmschlingen und Blutgefäßen ist.
- Durch eine Kopftieflagerung des:der Patient:in kann zudem das Punktionsfenster vergrößert werden.
- Um eine transperitoneale Punktion zu vermeiden, sollte diese klassischerweise zwei Querfinger über der Symphyse erfolgen.

  Bei widrigen Bedingungen oder fehlender Erfahrung sollte erfahrene Hilfe konsultiert werden, um Komplikationen zu vermeiden.

- **Dislozierter Katheter**
- Ein **dislozierter Katheter** muss nicht zwangsläufig neu gestochen werden.
- Sollte die direkte Wiederanlage frustran sein, kann auch hier zunächst eine Sondierung mit einem Draht erfolgen, über welchen dann der Stichkanal in Seldinger-Technik mit dem Katheter bougiert werden kann.
- Dieses Vorgehen sollte insbesondere bei einem dislozierten **Nierenfistelkatheter** *niemals blind* erfolgen.
- Hier sollte bspw. unter Röntgendurchleuchtung der Stichkanal mit Kontrastmittel (KM) dargestellt werden. Dazu kann z. B. eine Braunüle nach Entfernung der Nadel zur Sondierung und KM-Gabe verwendet werden. Die richtige Lagerung – eine angehobene Bauchlage – führt zur Begradigung des Stichkanals und kann die Wiederanlage erleichtern.
- Ist die Neuanlage eines suprapubischen Katheters oder einer perkutanen Nephrostomie (PCN) erforderlich, sollte der Hintergrunddienst informiert werden.

- **Doppel-J-Harnleiterschiene**
- Die Einlage oder der Wechsel einer **Doppel-J-Harnleiterschiene** gehört zu den häufigsten Eingriffen im Nachtdienst.
- Hier empfiehlt es sich vor allem im Dienst auf folgende erschwerte Bedingungen vorbereitet zu sein:
  - **Meatusenge**: Hier kann eine Bougierung durch einen Orificium-Dehner oder aufsteigende Kathetergrößen erfolgen (auf ausreichend Gleitgel achten). Zentral offene Katheter können nach

- **Ureterenleiste**: Aufgrund der Symmetrie kann das Wissen um die Lage des einen Ostiums oft dabei helfen, das zweite zu finden. Manchmal kann das Entleeren der Harnblase bei starker Füllung die Darstellung der Ostien erleichtern.
- **Intubation des Ostiums**: Bei erschwerter Intubation mit dem Ureterkatheter (UK) empfiehlt sich die Platzierung des UK unmittelbar vor dem Ostium und eine direkte Vorlage des Drahts mit Nachführen des UK unter Röntgendurchleuchtung.
- **Kinking** oder eine **Engstelle des Harnleiters**: Diese kann z. B. mit einem weicheren, hydrophilen Draht einfacher überwunden werden. Mit dem UK kann der Harnleiter bis zum pyeloureteralen Übergang abgemessen werden (üblicherweise in 5 cm Abschnitten durch Striche gekennzeichnet), sodass direkt auf eine längere (> 28 cm) Harnleiterschiene ausgewichen und Material gespart werden kann, falls nötig.

21.2 Organisatorische Tipps und Tricks

Die tägliche urologische Arbeit ist die beste Vorbereitung auf die ersten Dienste. An Material wird als Urolog:in glücklicherweise nicht viel gebraucht: Ein Stethoskop ist für Notfälle sinnvoll, vor allem zur Untersuchung des Abdomens. Ebenso sollte man wissen, wo ein Ultraschallgerät und die Katheter zu finden sind. Im besten Fall gibt es in der urologischen Ambulanz eine „Konsiltasche", bestückt mit Drähten, Bauchdecken- und Spülkathetern, die griffbereit auf ihren Einsatz wartet. Ansonsten folgen hier einige nützliche Tipps für den ersten Dienst:

▪ 1. Notizzettel

Ein leeres Blatt Papier oder ein Block können helfen, wichtige Notizen während Gesprächen oder Telefonaten festzuhalten oder als Spickliste vor dem Anruf beim Hintergrunddienst zu dienen.

▪ 2. Funktionierendes Diensttelefon

Das Diensttelefon sollte auf laut gestellt sein, damit keine Anrufe verpasst werden. Achtung, wenn das Diensttelefon ohne Tastensperre in der Kitteltasche getragen wird, kann ein unbeabsichtigter Anruf nachts für Unmut sorgen. Vor allem vor dem Schlafengehen lohnt sich ein kurzer Blick auf den Akkustand und das Netz.

▪ 3. Telefonliste

Zu den wichtigen Nummern gehören die Telefonnummer des Hintergrunddienstes, der diensthabenden Kolleg:innen anderer Fachbereiche sowie die Nummer der Intensivstation oder des Reanimationsteams.

▪ 4. Keyfacts parat haben

Wenn der Hintergrunddienst konsultiert wird, sollte man eine klare Frage formuliert haben und auf Rückfragen vorbereitet sein. Bestenfalls stellt man gleichzeitig mit dem Problem auch einen Lösungsvorschlag vor. Damit zeigt man, dass man sich bereits eigene Gedanken gemacht hat und lernt durch die kritische Auseinandersetzung mit seinem eigenen Lösungsansatz dazu. Das gleiche gilt für die Dienstübergabe am nächsten Tag.

■ 5. Mentaltraining

Sich vor einem Eingriff die einzelnen Schritte und Abläufe im Kopf strukturiert durchzuspielen, nimmt Nervosität und schenkt bei der Durchführung mehr Sicherheit.

■ 6. Kenne die Kolleg:innen und Ansprechpartner:innen im Dienst

Eine Vorstellungsrunde beim Personal der Notaufnahme, im OP und auf der urologischen Station kann zu einem reibungslosen Ablauf eines Dienstes beitragen.

■ 7. Kenne die Klinik und ihre materiellen Ressourcen

Für den Dienst ist es essenziell zu wissen, wo bestimmte Bereiche der Klinik sowie häufig benötigtes Material zu finden sind. Hier lohnt es sich, sich vor dem Dienst einen Überblick über das Gelände und die Abteilungen zu verschaffen.

■ 8. Häufiges ist häufig, seltenes ist selten

Es lohnt sich, die häufigsten Notfälle der Urologie vor dem Dienst noch einmal durchzugehen und die klinikinternen Standard Operating Procedures (SOP) zu kennen, denn: Häufiges ist häufig, Seltenes ist selten. Die Wahrscheinlichkeit, im Dienst Patient:innen mit Nierenkoliken zu sehen, ist höher als solche mit einem traumatischen Harnröhrenabriss.

Literatur

AAST Kidney Injury Scale | UW Emergency Radiology. https://faculty.washington.edu/jeff8rob/trauma-radiology-reference-resource/6-abdomen/aast-kidney-injury-scale/. Zugegriffen am 20.02.2024

Ärzteblatt DÄG Redaktion Deutsches. Akute Lungenarterienembolie. Deutsches Ärzteblatt. Published September 17, 2021. https://www.aerzteblatt.de/archiv/221067/Akute-Lungenarterienembolie. Zugegriffen am 03.03.2024

Fliegenschmidt J, Merkel MJ, von Dossow V, Zwißler B (2023) Strukturierte Patientenübergabe in Hochrisikobereichen. Anaesthesiol 72(3):183–188. https://doi.org/10.1007/s00101-022-01249-x

Klinische Notfälle griffbereit von Marcel Frimmel | ISBN 978-3-13-243100-3 | Fachbuch online kaufen – Lehmanns.de. https://www.lehmanns.de/shop/medizin-pharmazie/57346512-9783132431003-klinische-notfaelle-griffbereit. Zugegriffen am 23.03.2024

Leitlinien des European Resuscitation Council (ERC) zur kardiopulmonalen Reanimation 2021: Update und Kommentar. https://leitlinien.dgk.org/2022/leitlinien-des-european-resuscitation-council-erc-zur-kardiopulmonalen-reanimation-2021-update-und-kommentar/. Zugegriffen am 23.03.2024

Standl T, Annecke T, Cascorbi I, Heller AR, Sabashnikov A, Teske W (2018) The nomenclature, definition and distinction of types of shock. Dtsch Arztebl Int 115(45):757–768. https://doi.org/10.3238/arztebl.2018.0757

Teasdale G, Jennett B (1974) Assessment of coma and impaired consciousness: a practical scale. Lancet 304(7872):81–84. https://doi.org/10.1016/S0140-6736(74)91639-0

Update Intensivmedizin (2019) Med Klin Intensivmed Notfallmedizin 114(8):682–683. https://doi.org/10.1007/s00063-019-00622-w

GPSR Compliance

The European Union's (EU) General Product Safety Regulation (GPSR) is a set of rules that requires consumer products to be safe and our obligations to ensure this.

If you have any concerns about our products, you can contact us on ProductSafety@springernature.com

In case Publisher is established outside the EU, the EU authorized representative is:

Springer Nature Customer Service Center GmbH
Europaplatz 3
69115 Heidelberg, Germany

Batch number: 09473970

Printed by Printforce, the Netherlands